Lisa Kellner

ZWEITWOHNSITZ

Goethestraße 2b
98617 Untermaßfeld 2023

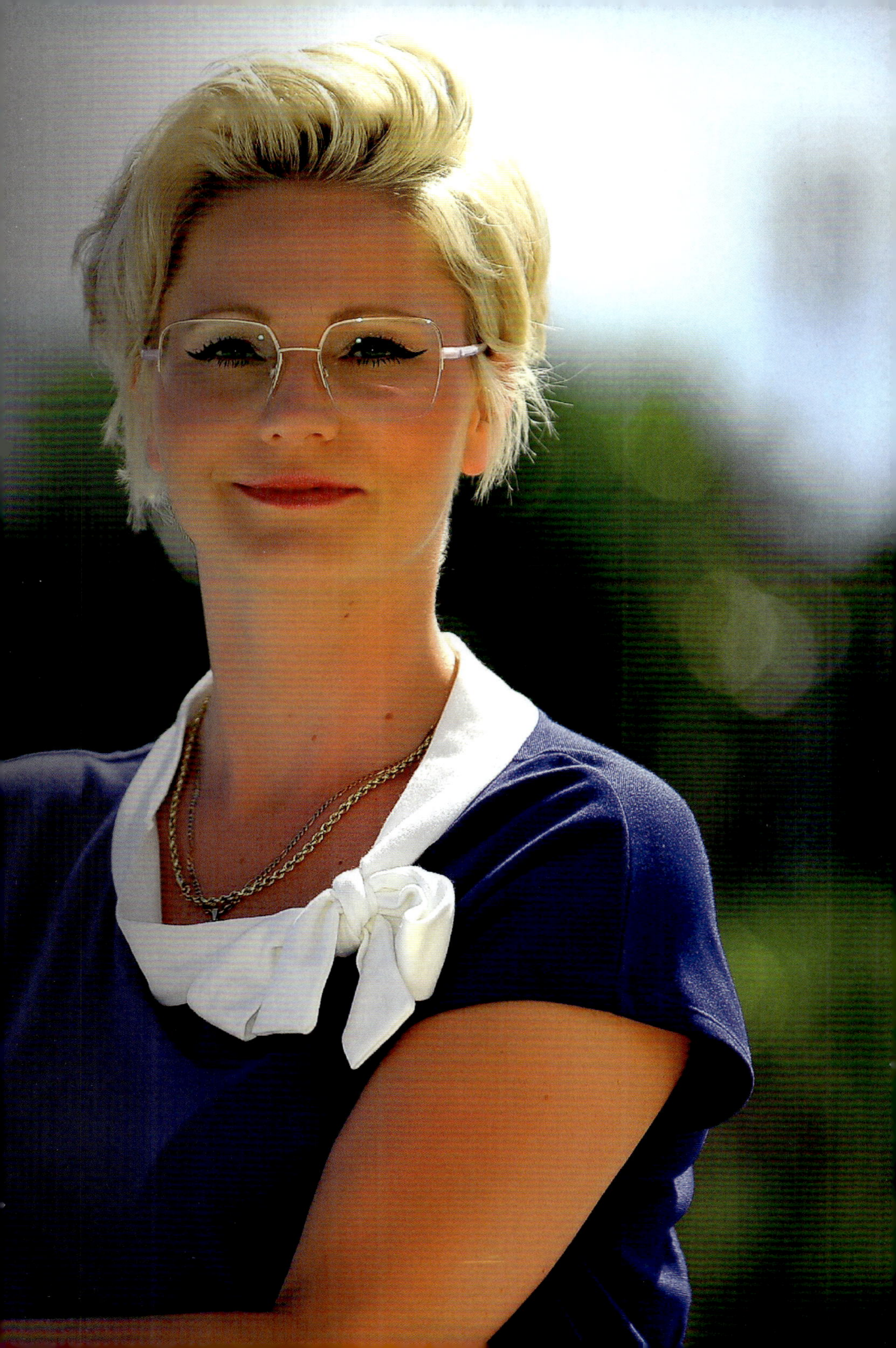

AUSBLICK

Quält dich ständig ein unaushaltbarer Harndrang? Vor allem in Momenten, in denen es keine Toilette in der Nähe gibt? Traust du dich kaum mehr aus dem Haus? Du rennst von Arzt zu Arzt, doch bekommst nur zu hören: „Ihnen fehlt nichts!“? In diesem Buch erfährst du nicht nur, warum du unter einer Reizblase leidest, sondern auch wie du sie wieder loswerden kannst, um endlich ein gesundes, glückliches und vor allem selbstbestimmtes Leben zu führen – ein Leben, von dem du träumst.

Aus Gründen der besseren Lesbarkeit wird in diesem Buch auf die gleichzeitige Verwendung der Sprachformen männlich, weiblich und divers (m/w/d) verzichtet.

WIDMUNG

Für dich! Von ganzem Herzen. Meine Mission ist, dich von der Reizblase zu befreien. Denn ich weiß, was du fühlst. Und das hast du nicht verdient! Du hast ein Leben voller Liebe, Glück und Gesundheit verdient! Und glaube mir eins: Wenn ich es geschafft habe, dann schaffst du es auch! Denn du bist viel größer, als du denkst! Und das werde ich dir beweisen!

DANKSAGUNG

Mein größter Dank gilt meiner lieben Blase. Heute darf ich meiner Blase unendlich dankbar sein, denn sie hatte nicht aufgegeben, mir den wahren Weg zu zeigen. Außerdem bedanke ich mich von ganzem Herzen bei meinen Eltern, ohne die ich heute gar nicht der Mensch wäre, der ich bin. Ihr habt einfach alles richtig gemacht! Besonderer Dank gilt auch meiner großartigen Schwester, die meine Annahmen durch ihren Zugang zu wissenschaftlichen Forschungsberichten unterstützen konnte. Ebenso gilt mein Dank meinem geliebten Mann und meiner wundervollen Tochter, die immer hinter mir standen und immer hinter mir stehen werden.

Auch bedanke ich mich bei allen Menschen, denen ich in meinem Leben begegnete. Nichts im Leben geschieht ohne Grund. Und jedes Erlebnis, auch jedes noch so schmerzhafte, hat mich überhaupt erst auf diesen Weg und zu diesen Erkenntnissen gebracht. Schließlich bedanke ich mich bei allen meinen Klienten, denn ohne euch wäre das Buch nie entstanden. Ich danke euch von Herzen, dass ihr mir euer Vertrauen geschenkt habt und ich euch ein Stück auf eurem Weg begleiten durfte.

ZUR PERSON

Lisa Kellner ist M.A. Soziologin. Sie schafft es, mit ihrem eigenen Online-Programm viele Klienten zu begeistern und sie auf ihrem erfolgreichen Heilungsweg zu begleiten. Mit knapp zehn Jahren intensiver Erfahrung in ihrer Tätigkeit als selbstständige Dozentin, liefert sie jetzt als Coach für Persönlichkeitsentwicklung neue Impulse für messbare Veränderungen im Leben ihrer Klienten. Sie lebt mit ihrer Familie im grünen Herzen Deutschlands, in Thüringen. Von dort aus coacht sie ihre Klienten weltweit und verhilft ihnen zu mehr Lebensqualität.

War das zu kurz?

Meinen Masterabschluss mit Bestauszeichnung habe ich 2013 an der Friedrich-Schiller-Universität Jena absolviert. Die Soziologie beschäftigt sich mit Menschen in ihrem sozialen Umfeld, mit Gesellschaften. Also mit dem, was passiert, wenn mindestens zwei Menschen aufeinandertreffen. Soziologen fliegen in der Vogelperspektive über die Welt, bedienen sich jeder Wissenschaft und schaffen es, die Dinge in ihrer Essenz zu begreifen.

Spezialisiert habe ich mich auf die Familiensoziologie und die Genogramm-Analyse. Das ist (vereinfacht ausgedrückt) der Familienstammbaum. Das Genogramm geht jedoch weit darüber hinaus. Meine zweite Spezialisierung ist die Medizinsoziologie. Hier habe ich vor allem Gesundheit und Krankheit untersucht sowie das Verhältnis von Arzt und Patient. Außerdem bin ich Qualitätsmanagement-Beraterin für das Gesundheitswesen. Hier war ich deutschlandweit unterwegs und habe Fachvorträge über Arbeits- und Gesundheitsschutz für Arztpraxen, Kliniken und Apotheken gehalten.

Um mir einen Überblick über psychologische Störungsbilder und deren Behandlung zu verschaffen, habe ich 2020 per Fernstudium das Wissen studiert, welches man braucht, wenn man die Überprüfung zum Heilpraktiker für Psychotherapie absolvieren möchte. Nach dem Verständnis aller Zusammenhänge habe ich es endlich geschafft, mich nach sieben Jahren von der Reizblase zu befreien. Da mir das Problem Reizblase und deren Auswirkungen auf das gesamte Leben so sehr am Herzen liegt, beschloss ich 2022, mich fortan nur noch diesem Thema zu widmen.

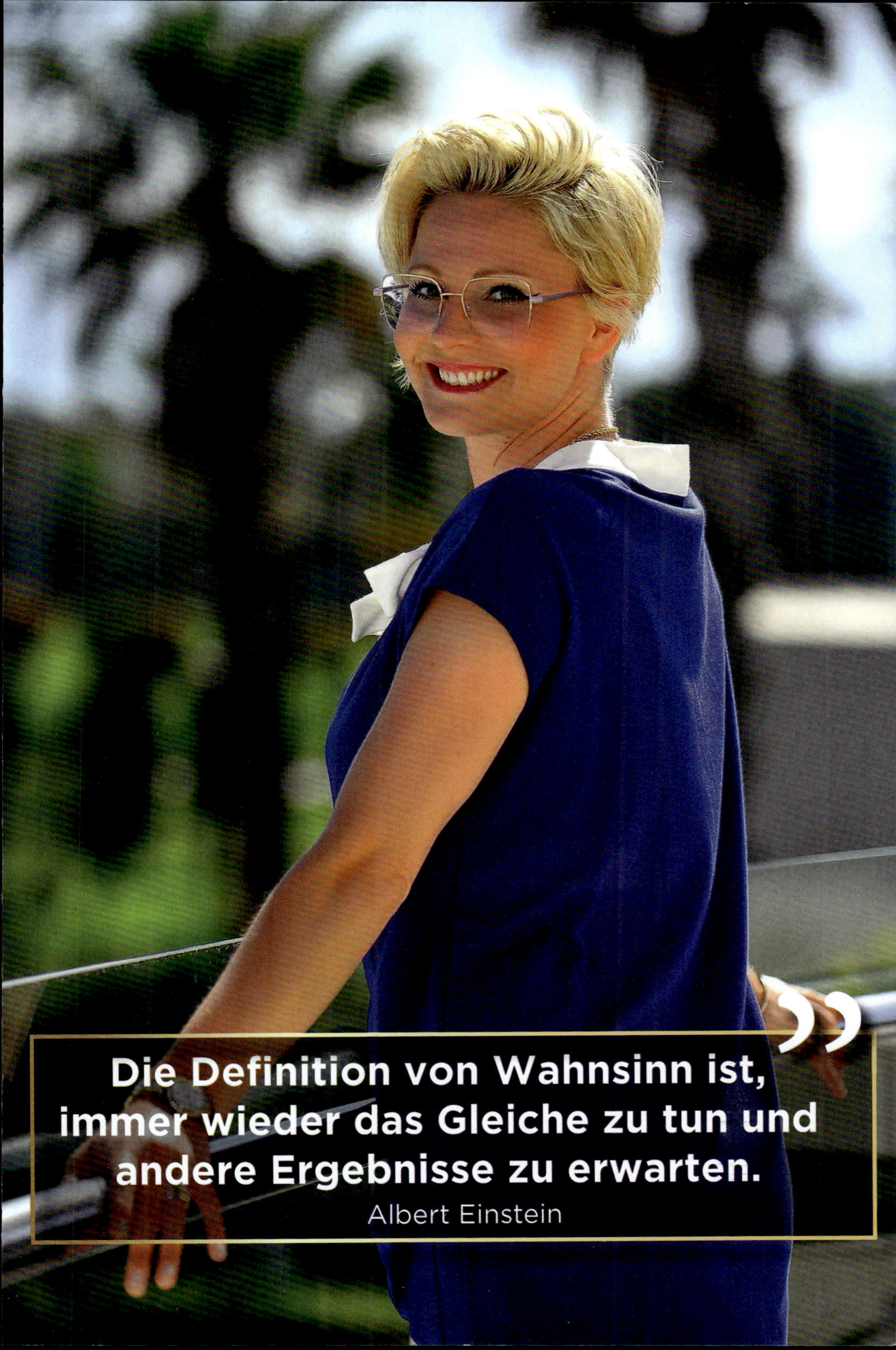
Die Definition von Wahnsinn ist,
immer wieder das Gleiche zu tun und
andere Ergebnisse zu erwarten.
Albert Einstein

VORWORT

Herzlichen Glückwunsch zu diesem Buch. Ich freue mich, dass du es in deinen Händen hältst. Denn in diesem Buch erfährst du nicht nur, warum du unter einer Reizblase leidest, sondern auch, wie du sie wieder loswerden kannst, um endlich ein gesundes, glückliches und vor allem selbstbestimmtes Leben zu führen – ein Leben, von dem du träumst.

Du bekommst das Wissen aus vielen Jahren Eigenerfahrung, meinen Studien, hunderten Büchern, Fachliteratur, Seminaren, Webinaren und das Wissen meiner Coaches an die Hand. Dieses Wissen hat nicht nur bei mir funktioniert, sondern auch bei allen meinen Klienten, die ich erfolgreich auf ihrem Weg begleiten durfte. Das heißt, es sind erfolgserprobte Strategien sowie Sichtweisen und Denkansätze, die sich nicht nur in der Theorie, sondern noch viel wichtiger – in der Praxis bewährt haben. Wenn du durch dieses Buch merkst, dass dieser Weg der richtige für dich ist, dann freue ich mich, dich in einem kostenlosen Beratungsgespräch kennenzulernen. Melde dich dazu gerne unter www.lisa-kellner.de an und wir schauen, wie wir deinen Weg gemeinsam gehen können.

Vielleicht geht es aber auch gar nicht um dich? Vielleicht bist du Arzt, vielleicht Psychologe oder auch Physiotherapeut, spezialisiert auf den Beckenboden? Dann möchte ich auch dich herzlich begrüßen. Vielleicht hast du Patienten, bei denen du nicht weiterweißt? Dann wird dir dieses Buch viele wertvolle Ideen liefern, die du in deiner Behandlung zusätzlich berücksichtigen kannst. So eröffnen sich neue Möglichkeiten und Ansätze, um die bestmögliche Versorgung deiner Patienten zu sichern oder um ihnen Denkanstöße mitzugeben.

Vielleicht bist du aber auch Angehöriger, Mutter oder Vater, Ehefrau oder Ehemann, Freund oder Freundin und du leidest mit deinem Schatz mit? Auch dich begrüße ich von ganzem Herzen. Du möchtest natürlich wissen und verstehen, was er oder sie genau hat, wie es sich anfühlt und ihm oder ihr mit Rat und Tat zur Seite stehen. Das ist großartig! Du wirst deinen Schatz besser verstehen können und genau wissen, was zu tun ist. Um das Bestmögliche aus diesem Buch zu holen, bitte ich dich darum, konsequent von vorne nach hinten zu lesen, da die einzelnen Kapitel aufeinander aufbauen. Nimm dir Zeit zum Markieren, zum Notieren und zum Wiederholen.

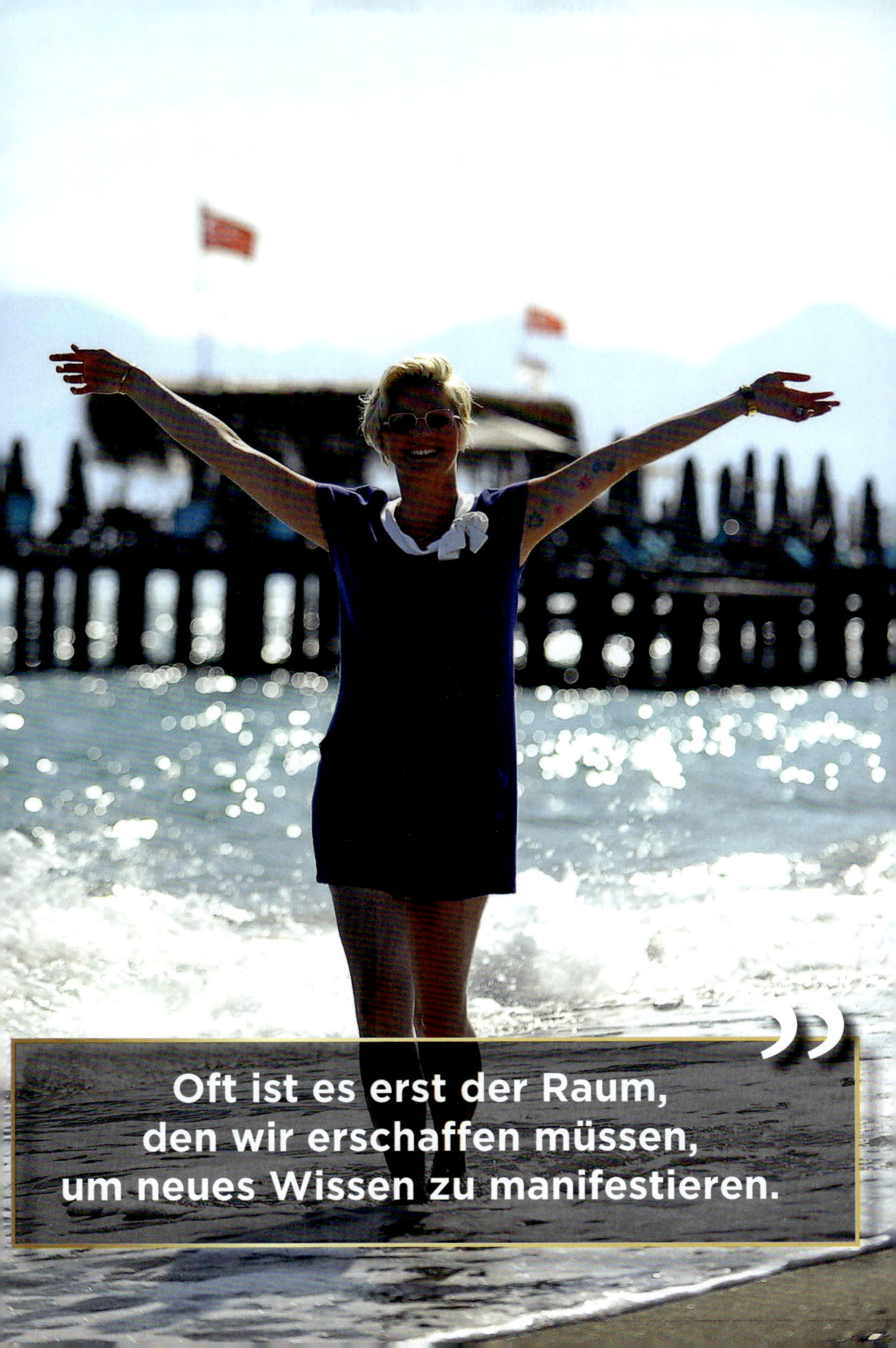
Oft ist es erst der Raum,
den wir erschaffen müssen,
um neues Wissen zu manifestieren.

Was läuft derzeit eigentlich falsch?

Es lässt mich fast verzweifeln, dass in unserer heutigen Gesellschaft Körper und Seele extrem voneinander getrennt werden. Nichts existiert, ohne das andere. Selbst bei einem Beinbruch, welcher ja wirklich rein körperlich ist, spielt der Geist beim Heilungsgeschehen dennoch eine große Rolle. Dann sehe ich die Werbung im Fernsehen oder in der Zeitung: „Du kannst nicht einschlafen, weil du zu viel Stress hast? Dann gibt es hier das neue Medikament XY."

Ich bin ja dankbar, dass ich heute leben darf und dass es wirklich eine fantastische Medizin und hervorragende Medikamente gibt! In manchen Fällen ist auch erst eine rein symptomatische Behandlung sehr sinnvoll! Dennoch stellt sich mir gerade bei diesem Beispiel die Frage, warum man nicht die Ursachen bekämpfen, sondern lediglich die Symptome behandeln sollte? Anstatt ein Medikament einzunehmen, könnte ich den Stress minimieren. Ich behandle also die Ursache, nicht das Symptom. Ich weiß, dass die Ärzte das gerne wollen würden. Doch leider haben sie dafür oft gar keine Zeit mehr.

Abgesehen davon glaube ich, dass wir weniger ein Stressproblem in unserer Gesellschaft haben, als mehr ein Bewusstseinsproblem. Und dieses Buch soll und wird auch dies ansprechen. Du wirst sehen, dass Körper und Geist zusammenspielen und dass man sie nicht voneinander trennen kann. Deshalb plädiere ich für eine ganzheitliche Betrachtungsweise jeder Krankheit, nach dem bio-psycho-sozialen Krankheitsmodell! Denn wie Hippokrates um 460 v. Chr. sagte: „Es ist wichtiger zu wissen, welche Person eine Krankheit hat, als zu wissen, welche Krankheit eine Person hat."

Wir bestehen eben nicht nur aus biologischen, nicht nur aus psychologischen, sondern auch aus sozialen Faktoren! Die Systeme, in denen wir uns befinden, sei es zum Beispiel das familiäre, berufliche oder auch gesellschaftliche System, wirken auf uns ein. Von Politik, kulturellen Gegebenheiten, Arbeitsweg, Wohnsituation bis hin zu Freizeitaktivitäten oder Sozialen Medien – alles kann sowohl eine Rolle bei der Entstehung einer Krankheit, als auch bei der Krankheitsbewältigung spielen. (Nun weißt du auch, warum gerade eine Soziologin etwas zu einem vermeintlich ‚rein medizinischen' Thema zu sagen hat.)

INHALTS-VERZEICHNIS

1. SYMPTOME UND BEHAND-LUNGSVERSUCHE

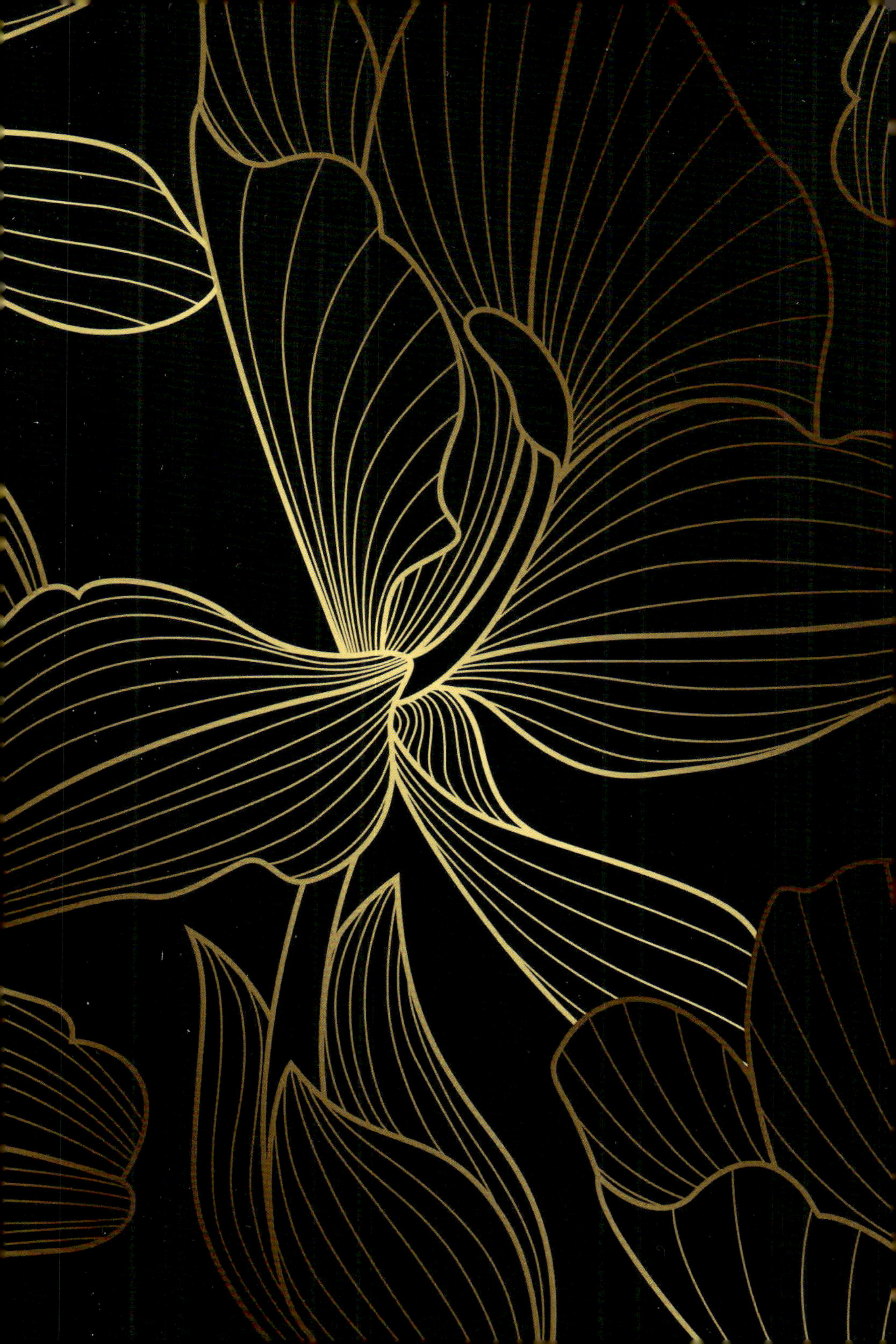

Du glaubst, dass dich keiner verstehen kann? Ich war an dem gleichen Punkt, an dem du jetzt stehst. Ich weiß, was du fühlst und ich weiß, was dich quält. Auch weiß ich, wie du dich aus dieser Qual befreien kannst. Sieben Jahre lang habe ich nach den Antworten gesucht. Sieben Jahre tagtägliche Qual. Und immer dieselben Fragen: Was ist das? Warum ist es da? Und vor allem: Wann hört das endlich auf?

Du möchtest nur mal schnell in den Supermarkt gehen? Ha! Wie oft stand ich da und es führte kein Weg hinein. Wenn ich mal drin war, war es Horror, was sich spätestens an der Kasse so dermaßen steigerte, dass ich lieber tot umgefallen wäre, als in dieser Schlange stehen zu müssen. Ich saß im Kino und rannte nach zehn Minuten raus. Selbst Spazierengehen wurde zur Qual. Alle Gedanken kreisten nur noch um die nächste Toilette. Wie ein Drogenabhängiger, der nur noch an den nächsten Schuss denkt, so dachte ich nur an die nächste Toilette. In den Urlaub fahren? Jedes Autobahnklo habe ich mitgenommen. „Lisa, reiß dich zusammen, du musst nicht. Du warst doch eben erst", höre ich meine Familie sagen. „Du und deine Pinkelmacke." Ja schön, ich und meine ‚Pinkelmacke'. Was glauben die denn? Ich mache das freiwillig? Ich habe Freude daran, die ganze Zeit nur ans Pinkeln zu denken? Dieser ständige Harndrang ist absolut quälend! Du bist nicht mehr frei, spontan, wild und lebenslustig! Dieser verdammte Harndrang macht dich klein, ängstlich und abhängig! Immer mehr ziehst du dich aus dem sozialen Leben zurück. Partys, Kino, Theater, Städtetrips? Ich würde mich ja freuen, wenn ich wenigstens meine Tochter zu Fuß vom Kindergarten abholen könnte, der nur zehn Minuten Gehweg von meiner Haustür entfernt ist! Ich bin mit dem Auto gefahren! Elternabend? Auf dem kleinen Stühlchen sitzen? Ich bin rausgerannt. Nie wieder hatte ich an einem Elternabend teilgenommen.

Es ist demütigend. Demütigend, weil deine Blase die Herrschaft übernommen hat. Sie bestimmt fortan, was du tust. Und du wünscht dir nichts sehnlicher als: Kann das Leben nicht wie vorher sein? Du teilst das Leben auf zwischen: ‚Vor der Pinkelmacke' und ‚Seit der Pinkelmacke'. Wie schön war es früher, einfach aus dem Haus zu gehen, ohne noch dreimal auf Toilette zu rennen? Wie schön war es, um die Welt zu reisen, ferne Länder und Kulturen kennenzulernen? In jedem Moment des Lebens frei, eins und ganz zu sein. Ohne Harndrang. Ohne Druck. Ohne Toilette. Einfach nur sein. Erfüllt. Und immer wieder kommt er, dieser Dämon. Und du fängst an, dich zu ärgern. Zu ärgern, über dich selbst. Kein Mensch kann dich verstehen. Du kennst keinen, der es auch hat. Niemand kann es nachvollziehen. Keiner weiß, was es bedeutet und was das für eine unheimliche Qual ist! Du erhältst keine Antworten auf all deine Fragen. Weit und breit keine einzige Antwort, die dich weiterbringt! Weder was du hast, noch warum du es hast und erst recht nicht, wie du es wieder los wirst! Deine Suche hat nun endlich ein Ende. Du glaubst mir nicht? Noch nicht! Es gibt eine Lösung und es ist behandelbar! Es gab bisher nur noch niemanden, der sich mit dem Thema so sehr beschäftigt hat, wie ich. Es musste eine Lösung geben! Und wenn ich es geschafft habe – dann schaffst du es auch!

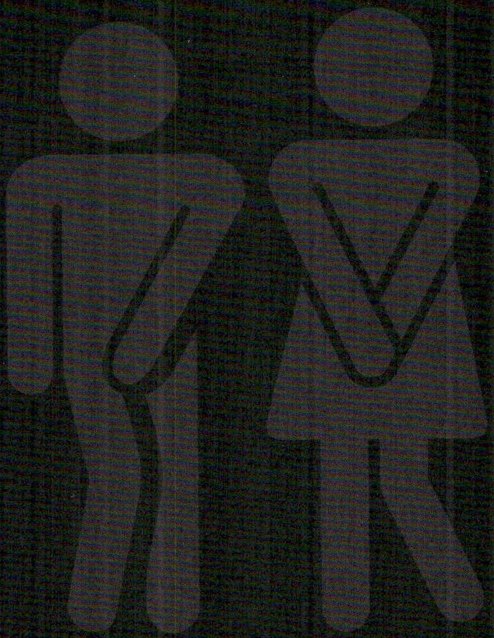

1.1 SYMPTOME

Quält dich ein ständiger Harndrang? Vor allem in Situationen, in denen es keine Toilette gibt? Oder zumindest schwer erreichbar ist? Vor allem unter Menschen? In sozialen Situationen wie Menschenmengen, Marktplätzen, in Bus und Bahn, im Auto, im Theater oder im Kino? Vor und in Meetings rennst du immer wieder zur Toilette? Bevor du das Haus verlässt, gehst du noch etliche Male? Selbst, wenn du entspannt vor dem Fernseher liegst und eine schöne Reisedokumentation anschaust, denkst du nur: „Oh mein Gott, da gibt es gar keine Toiletten! Wie machen das die Menschen nur?" Alles dreht sich nur noch um die nächste Toilette. Es wirkt fast schon wie ein Zwang. Du nimmst einfach jedes noch so unschöne Klo mit, das sich dir bietet.

Warum? Na, aus Sicherheitsgründen! Lieber noch einmal gehen, bevor es zu spät ist! Ein schönes Gefühl. Ein Gefühl der Belohnung und Sicherheit setzt ein. Doch es hält nicht lange an. Sobald du ins Auto einsteigst oder in den nächsten Supermarkt gehst, quält dich wieder dieser ständige, verdammte Harndrang. Als würde jeden Augenblick deine Blase platzen. Jetzt! Sofort! Toilette! Du kannst keine spontanen Unternehmungen mehr machen. Du recherchierst alle möglichen Toiletten und planst deine Routen – sofern du sie nicht vermeiden kannst – nach den dort vorhandenen Toiletten. Selbst deine Kleidung bestimmst du danach. Was könntest du anziehen, damit man es am wenigsten sieht, wenn es daneben geht? Vielleicht traust du dich auch gar nicht mehr ohne Einlagen aus dem Haus? Und dass, obwohl es noch nie daneben gegangen ist – außer vielleicht einmal, aber dazu später mehr.

Komischerweise ist es weg, wenn du ganz entspannt und glücklich bist. Zu Hause zum Beispiel ist es gar nicht da. Außerdem merkst du von all dem nichts, wenn du in deinem Hobby versunken bist. Dann hält deine Blase stundenlang durch! Abends, wenn du ins Bett gehen möchtest, ist der Harndrang auch wieder da. Wenn du es geschafft hast, einzuschlafen, schläfst du durch. Die ganze Nacht! Es sei denn, dein Unterbewusstsein kramt deine Probleme raus und lässt dich nicht schlafen, oder du träumst mal wieder von Toiletten.

Dein Leben wird zum Spießrutenlauf von Toilette zu Toilette. Lebensqualität? Gibt's nicht mehr! Keine Ausflüge, keine Urlaube. Zu groß ist die Angst. Selbst wenn du einen Ausflug machen würdest, z. B. einen Städtetrip, am besten noch mit einer Reisegruppe in einem Reisebus (die schlimmste Horrorvorstellung!), dann hast du keinen Spaß. Du verkrampfst einfach alles. Du sitzt da, wie hinter einer Mauer. Du bist kaum noch ansprechbar. Du kneifst alles, was du hast, zusammen. Du sitzt da, wie ein Häschen in der Grube. Bewegungsunfähig. Erstarrt. Du nimmst nicht mehr am Leben teil. Es ist, als wärst du von einem anderen Stern. Eigentlich bist du gar nicht mehr da. Jede Alarmglocke in dir geht an: „FLUCHT! Ich kann nicht mehr! Weg hier! Ich will hier weg!“

So verhält es sich auch in einem Supermarkt, vor allem, wenn du der Kasse näher kommst. Wenn sich dann noch eine Schlange an der Kasse gebildet hat – dann Gnade dir Gott. Ständig fragst du dich: „Warum?“ So warst du doch früher nicht! Du warst frech, wild und wunderbar! Jetzt bist du nur noch ein Häufchen Elend, welches nicht mal mehr dazu in der Lage ist, mit dem Hund Gassi zu gehen!

1.2 WAS DU AUF KEINEN FALL TUN SOLLTEST

Fehler Nr. 1:
Du fängst an, weniger zu trinken und verzichtest auf alles, was den Harndrang noch verstärken könnte.

Das ist ein fataler Fehler, denn wenn der Harn konzentrierter ist, reizt er schneller die Blasenwand, die wiederum eher das Signal „Ich bin voll!“ aussendet. Zudem trainierst du sie regelrecht darauf, nicht mehr viel halten zu können. Deine Blase ist auch nur ein Muskel, den du trainieren kannst. Wenn du nun den ganzen Tag nicht viel trinkst, aber ständig zur Toilette rennst, für ein paar Tröpfchen, dann trainierst du sie klein. Abgesehen davon züchtest du dir vielleicht noch andere Krankheiten heran, denn wenig trinken ist grundsätzlich nicht gesund.

Auch deine Nieren wollen arbeiten und schließlich mit dem Harn Giftstoffe und Abfallprodukte aus dem Körper schleusen. Wenn du dennoch weniger schnell Urin produzieren möchtest, dann trinke eher die Getränke, die nicht so stark harntreibend sind. Also weniger Kaffee, Tee und Cola und eher Wasser, Milch und verdünnte Saftschorlen. Eins möchte ich aber an dieser Stelle schon vorwegnehmen: Wir wollen die Ursache behandeln, nicht das Symptom! Deshalb gilt: Trinke, was du liebst! Denn das ändert sowieso nichts an deiner Reizblase!

Fehler Nr. 2:
Du gehst schon sicherheitshalber auf die Toilette.

Sobald sich dir eine Toilette bietet, gehst du ‚sicherheitshalber'. Der Druck ist ja meistens sowieso da. Es kommt dann eben nur nicht viel raus. Danach hast du trotzdem das Gefühl, dass da noch etwas ist. Dann gehst du nochmal. Ein paar Mal hintereinander. Und dass, obwohl du weißt, dass logischerweise nicht mehr viel, höchstens ein Tröpfchen kommen kann. Ich habe ihn in meinem Kopf den ‚Glückstropfen' genannt. So verrückt war ich schon: „Ein Tropfen geht noch. Ich bin noch nicht vollständig leer, ich kann noch nicht durch die Haustür gehen." Du achtest darauf, was du bis wann trinkst, um abzuschätzen, wann du nochmal gehen musst, damit du dann ‚leer' das Haus verlassen kannst. Dann wird es zur Routine. Du konditionierst, sprich trainierst, dich auf all diese Toilettengänge. Es ist wie mit dem Rauchen – erst waren es vielleicht drei Zigaretten am Tag, und dann? Morgens zum Kaffee, vor der Dusche, nach der Dusche, im Auto, in jeder Pause, nach der Arbeit und so weiter. Du verknüpfst die Toilettengänge mit allen möglichen Situationen und läufst wie ferngesteuert zur Toilette. Komme was wolle.

Fehler Nr. 3:
Du vermeidest alle Situationen und ziehst dich immer mehr zurück.

Das ist wohl einer der schlimmsten Fehler. Denn hier hört das Leben auf. Du gehst gar nicht mehr raus. Du gehst nicht mehr in die Bar, du triffst dich nicht mehr mit Freunden, keine Ausflüge, keine Urlaube. Das Leben ist vorbei. Du bist am liebsten zu Hause, in der Nähe der sicheren Toilette. Wenn das so weiter geht, sind depressive Verstimmungen nicht weit entfernt. Wenn du keinen Spaß hast, kein Leben, keine Ablenkung, wenn dein Gehirn nichts mehr zu arbeiten hat, keinerlei Input, dann geht es dir natürlich auch emotional immer schlechter. Frust. Angst. Demütigung. Der totale Rückzug. Neidisch denkst du an die anderen, die fröhlich durch die Weltgeschichte reisen und völlig entspannt sind. Nie müssen sie sich ums nächste Klo sorgen! Das ist unfair! Diese Vermeidungsstrategien verstärken jedoch aufgrund des Belohnungseffekts die Symptomatik.

Vielleicht könntest du dich im Privatleben sogar noch damit abfinden, aber beruflich ist es nicht mehr tragbar. Du fällst durch deine häufigen Toilettenbesuche schon negativ auf. Vielleicht kannst du deinen Beruf auch gar nicht mehr ausüben. So erging es einer Klientin von mir. Sie war Reiseverkehrskauffrau. Job: Adé! Es ging einfach nicht mehr. Auch bei mir hatte es Auswirkungen: Ich war Dozentin. Ich hätte Exkursionen machen können, stattdessen sagte ich: „Wir bleiben lieber hier in der Schule, in unseren Unterrichtsräumen. Das ist wichtiger, als draußen Exkursionen zu machen.“ So ein Quatsch.

Fehler Nr. 4:
Deine Gedanken kreisen nur noch um die nächste Toilette.

Du denkst ständig nur an die nächste Toilette. Du kannst dich kaum mehr auf Gespräche oder einfach nur den Moment konzentrieren. Du führst fortan ein Doppelleben. Keiner sieht es dir an. Egal wo du bist, dein Blick sucht das nächste Toilettenschild. Es ist so präsent, dass kaum noch andere Informationen zu dir durchdringen. Du bist zwar da, du sitzt im Meeting, du tust dieses oder jenes, aber es gibt nur einen Gedanken: „KLO!!! Ich muss!!!"

Und das Allerschlimmste daran ist: Du denkst schon im Vorfeld daran. Schon wochenlang, bevor gewisse Termine anstehen, die kompliziert werden könnten – wie bestimmte Meetings oder Betriebsausflüge, Bahnfahrten oder bei Anderen im Auto mitfahren müssen – spielst du sie im Kopf durch. Natürlich immer mit Horrorausgang. Am Abend kannst du kaum einschlafen, weil du denkst: „Morgen wird es wieder eine absolute Katastrophe werden." Das Fatale an der Sache ist, dass deine Gedanken wirkende Kräfte sind: „Wenn man einem Hypnotisierten suggeriert, er würde große Mengen Flüssigkeit trinken (was er natürlich nicht tut), produziert er bis zu einem Liter mehr Urin als normal üblich."[1] Deshalb kannst du auch kaum mehr deiner eigenen Blase vertrauen.

1. Höller (2020): S 101.

1.3 ERFOLGLOSE BEHANDLUNGS-VERSUCHE

Dein erster Gang war bestimmt zum Hausarzt. Verdacht auf Blasenentzündung. Dort wurde dein Urin untersucht. Doch die Urinanalyse ergab nichts. Alles in Ordnung. Du bekommst Antibiotika. „Ok", dachtest du, „vielleicht gibt es auch Blasenentzündungen ohne Bakterien. Oder man sieht sie nicht." Andererseits hast du aber auch kein Brennen und keine Schmerzen beim Wasserlassen, was typisch für eine Blasenentzündung wäre. Vielleicht nur ein wenig unterkühlt. Doch es hörte nicht auf. Wochenlang. Du warst bei deiner Frauenärztin. Sie hat deine Blase geschallt, deinen Urin untersucht und geschaut, ob eine Senkung der Gebärmutter vorliegt und ob du deinen Beckenboden anspannen kannst. Zusätzlich gibt sie dir ein paar Tipps zum Blasentraining. Doch auch sie kann nichts Auffälliges feststellen. Deshalb schickt sie dich zum Urologen.

Dein Ärztemarathon hat begonnen. Zu Beginn sollst du ein Miktionstagebuch[2] führen, das heißt aufschreiben, wann und wie viel du gepullert hast. Erstens, damit du lernst, dich selbst zu beobachten, zweitens, damit der Arzt Zusammenhänge der Symptomatik erkennen kann. Da er daraufhin keine Rückschlüsse ziehen konnte, lässt du als Nächstes eine Blasenspiegelung über dich ergehen. Alles ohne Befund. Danach geht's weiter zur Urodynamik. Doch auch hier kein Ergebnis. Der Urologe kann dir nicht weiterhelfen. Eigentlich ist alles in Ordnung. Vielleicht gibt er

2. Miktion ist der Fachbegriff für die natürliche Harnentleerung aus der Blase.

dir ein Medikament, das die Blase beruhigen soll. Du probierst es aus. Ohne Erfolg. „Die finden einfach nichts! Da muss doch etwas sein! Ich bilde mir das doch nicht ein!“, geht dir durch den Kopf.

Ich erinnere mich noch, als ich eingeladen war, in Hamburg das Musical ‚Der König der Löwen‘ zu besuchen. Schon im Auto war es der Horror. Jedes Autobahnklo hat auf mich gewartet. Angekommen im Hotel. Es ging einfach nichts mehr. Das war im Übrigen noch ganz am Anfang meiner Reizblasen-Karriere. Ich wusste überhaupt noch nicht, was da los war. Ich war so verzweifelt. Abends bin ich durch das Hotel gelaufen, ungefähr eine Stunde vorm Musical und habe versucht, die Karten zu verkaufen. Es wäre zu schade gewesen, sie verfallen zu lassen. Ein Pärchen hat sich sehr gefreut und sich gleich auf den Weg gemacht.

Am nächsten Morgen bin ich in Hamburg in die Notaufnahme gegangen. Das war das allererste Mal in meinem Leben, dass ich in der Notaufnahme war! Das war verrückt. Ich saß dort den ganzen Tag. Es waren so viele Menschen. Es ging drunter und drüber. Ich erinnere mich noch an eine Frau im Bademantel mit scheinbar beiden Armen gebrochen. Ich dachte nur: „Mein Gott, denen geht es allen wirklich, wirklich schlecht und du sitzt hier und blockierst die Ärzte mit deiner Blase.“ Aber ich wusste ja nicht, was los war. Ich dachte wirklich, dass ich etwas ganz Schlimmes haben muss. Nach etlichen Stunden war ich dran. Urinkontrolle. „Alles in Ordnung. Auf Wiedersehen."

Dann fängst du an, zu googeln. Du googelst dir die Finger wund. Im ganzen Internet weit und breit keine Antwort darauf, was du hast. Du weißt ja auch gar nicht so recht, was du suchen sollst. Druck auf Blase? Harndrang? Muss ständig aufs Klo? Ein paar einzelne Einträge findest du in Foren, in denen Leute beschreiben, dass sie immer, wenn sie zum Beispiel in einen Bus einsteigen, plötzlich auf Toilette müssen. Aber auch da keine Tipps. Keine Diagnose. Blase reagiert bei Stress. Ok. Du hast aber eigentlich gar keinen Stress. Trotzdem probierst du alles aus, was es hierzu gibt: Du fängst mit Yoga an. Du machst Atemübungen. Autogenes Training. Funktioniert auch nicht. Du fängst an, dich wie ein Vögelchen zu benehmen und stopfst dir einen Kürbiskern nach dem anderen rein. Doch auch hier tut sich nichts. Klangschalen, Heilkräuter, Heilsteine und selbst teure Akkupunktur-Behandlungen helfen nicht. Dein Urologe kann es auch nicht mehr hören, für ihn reihst du dich in die Gruppe der vielen typischen ‚Piss-Büchsen' ein, deshalb schickt er dich als Nächstes zum Physiotherapeuten.

Du machst Beckenbodengymnastik. Und du bekommst ein Biofeedback-Gerät, welches dir anzeigt, ob du deine Beckenbodenmuskulatur richtig anspannen und trainieren kannst. Du fängst sogar an, dir Beckenbodentrainingsgeräte, die wie Sexspielzeug aussehen, reinzustecken. Null Erfolg. Vielleicht ist es sogar noch schlimmer geworden. Dein Beckenboden ist ja sowieso schon die ganze Zeit extrem angespannt. Nachdem du alle freiverkäuflichen Mittel aus dem Supermarkt und der Apotheke durch hast - von Pillen, über Baldrian bis hin zum Lavendeltee - widmest du dich der Meditation. Affirmationen. Nicht denken. Gehirn ausschalten. Klappt auch nicht. Du googelst weiter. Botox. Oh je, so ein medizinischer Eingriff, das ist schon nicht Ohne. Du liest viel darüber. Gefahr der Inkontinenz. Soll gegen Harndrang sein und kann genau das Gegenteil bewirken! Das wäre ja die absolute Katastrophe, denn eingepullert hast du ja noch nie! Du schaffst es ja irgendwie immer doch noch rechtzeitig! Nein, jetzt hast du noch mehr Angst als vorher. Es ist zum Haareraufen. Also das passt auch nicht. Du googelst weiter. Vielleicht leidest du an der Interstitiellen Zystitis[3]? Oder der chronischen Blasenentzündung? Das wäre doch was. Es muss ja irgendetwas sein! Aber starke, stechende Schmerzen, Muskelkrämpfe und ständiger, schmerzhafter Harndrang passen auch nicht zu deinen Symptomen. Wieder nichts gefunden.

3. Das Blasenschmerzsyndrom (engl. bladder pain syndrome, BPS) oder die interstitielle Zystitis (engl. interstitial cystitis, IC) ist eine Krankheit unbekannter Ätiologie (Ursache). (https://www.urologielehrbuch.de/interstitielle_zystitis.html)

Schließlich findest du die Begriffe ‚Reizblase', ‚überaktive Blase', ‚hyperaktive Blase', ‚Angstblase', ‚nervöse Blase' oder auch ‚Stressblase'. Ein Sammelbecken für alle Beschwerden, die mit der Blase zu tun haben. Aha. Du liest weiter: Hier gibt es Beschwerden, denen keine körperlichen Ursachen zugeordnet werden können. Das würde ja passen! Immerhin wurde ja nichts Organisches gefunden! Das würde auch die ganzen erfolglosen Behandlungsversuche erklären!

Da bleibt nur noch der Weg zum Psychologen und zum Psychiater. Beim Psychotherapeuten begibst du dich in jahrelange, erfolglose Therapie. Der Psychiater will dir Medikamente gegen Zwangsstörungen verschreiben, die du jedoch dankend ablehnst. Dann eben Heilpraktiker, vielleicht auch Hypnose. Funktioniert! Zum ersten Mal Aussicht auf Erfolg! Endlich! Du freust dich riesig! Du könntest die ganze Welt umarmen! Dann die böse Überraschung: Hält nur für zwei Wochen an. Deine Symptome sind ganz schön hartnäckig. Du fängst an, an dir zu zweifeln! Du glaubst langsam, dass du einen Schuss haben musst! Zu guter Letzt sprach ‚Dr. Google', die Reizblase sei unheilbar ... Und doch haben alle ihr Bestes gegeben! Jeder Arzt, jeder Therapeut, jeder Heilpraktiker und auch du!

1.4 ZUSAMMEN-FASSUNG

Herr Prof. Dr. Diederichs, Facharzt für Psychotherapeutische Medizin und Psychoanalyse Berlin, beschreibt die Symptomatik der Reizblase wie folgt:

„Klinisch ist die Reizblase dadurch charakterisiert, dass die Patientinnen über einen vermehrten, gelegentlich quälenden Harndrang klagen, der zu häufigen Miktionen führt. Diese bringen auch Schmerzen in der Blasengegend mit sich, die in die Harnröhre oder nach aufwärts beiderseits in die Leistengegend ausstrahlen können. Nach meiner Erfahrung sind diese Frauen kontinent, wenn auch einige vorsorglich Vorlagen tragen. Dennoch wird die Reizblasensymptomatik von den Urologen der Urgeinkontinenz[4] zugeordnet.

Von der klinischen Beobachtung hergesehen, lässt sich noch eine weitere Variante der Reizblasensymptomatik beschreiben: Im Mittelpunkt stehen die Klagen über krampfartige, brennende und pochende Schmerzen, die auf die Harnröhre und den Übergang der Harnröhre in die Scheide (klitorisnah) beschränkt sind. Sie können unabhängig von der Miktion oder am Ende der Miktion auftreten und dann längere Zeit anhalten. Dieser „brennende Schmerz" kann sich sogar zu einem zermürbenden Dauerzustand steigern. Das Urinieren selbst ist in der Regel schmerzlos. Der typische Harndrang fehlt. Trotz eines normalen Urinbefunds wird von den Ärzten eine Blasenentzün-

4. Als Urgeinkontinenz oder Dranginkontinenz wird in der Medizin ein abrupt einsetzender, kaum zu beherrschender Harndrang bezeichnet, der von unwillkürlichem Harnabgang begleitet sein kann. (https://medlexi.de/Urgeinkontinenz)

dung angenommen und entsprechend antibakteriell behandelt. Im Gegensatz zur typischen Reizblasensymptomatik können diese Beschwerden zu erheblichen Schlafstörungen führen. Häufig können diese Frauen den Beginn oder die Verstärkung dieser urologischen Symptomatik mit einer auslösenden Konfliktsituation, meist im Beziehungsbereich, bringen. Differentialdiagnostisch sind die verschiedenen Formen der Vulvodynie[5] in Erwägung zu ziehen.

Die Reizblase ist natürlich nur eine Symptomdiagnose und kann auch organische Ursachen haben, u.a. Östrogenmangel, Tumoren oder Fremdkörper in der Blase, Blasentuberkulose, Harnröhrendivertikel[6] oder die interstitielle Zystitis. Synonyma für Reizblase sind „irritable bladder", „urethral syndrome", „vesikal neuralgia" oder im Französischen „cystalgie a urines claires". Im amerikanischen Schrifttum findet man noch gelegentlich den Terminus „psychosomatic cystitis". Die Symptome bei der bakteriell verursachten Blasenentzündung sind analog der Reizblase. Die Schmerzen während und nach der Miktion sind jedoch meistens intensiver und die Symptomatik setzt akuter ein."[7]

Ich denke, du hast dich in vielen Punkten wiedererkannt. Du hattest schon Angst, verrückt zu werden, weil dich keiner ernst genommen hat. Kein Arzt konnte dich verstehen. Auch jahrelange Psychothe-

5. Als Vulvodynie wird ein Schmerzphänomen bezeichnet, das den gesamten äußeren Bereich des weiblichen Genitals, den Scheidenvorhof, die Schamlippen und die Klitoris betrifft. Da die Erkrankung nicht mit sichtbaren krankhaften Veränderungen einhergeht, ist die Diagnose schwierig. Auch hinsichtlich der Ursachen tappt die Medizin weitgehend im Dunkeln. (https://www.onmeda.de/krankheiten/vulvodynie-id212837/)

rapien nutzten nichts. Aber ich kann dir versichern, dass die vielen Therapieversuche nicht nur dich vor hohe Anforderungen gestellt haben, sondern auch den Arzt, denn:

„Dieser kann sich seinerseits ohnmächtig und ratlos fühlen, was zu gegenseitigen unbewussten Abwehrstrategien führt. Während die Patientin ihn entwertet, versucht er den Erwartungsdruck mit allen möglichen therapeutischen Versuchen, auch invasiven Methoden zu begegnen. Hierbei kann die Patientin im Sinne des Wiederholungszwanges seine therapeutischen Bemühungen unbewusst als „Penetration" und damit Verletzung ihrer Selbstgrenzen erleben. In einer Pilotstudie fiel auf, dass die Hälfte der befragten Frauen im Laufe der Zeit keinen Arzt mehr aufsucht, weil sie sich mit Medikamenten „vollgestopft", nicht ernstgenommen oder als „hysterisch" beurteilt fühlt."[8]

Du hast dich allein gefühlt und wolltest schon fast aufgeben. Aber du bist ein Kämpfer! Du hast nicht aufgegeben! Jetzt ist es an der Zeit, diesen Symptomen endlich einen Namen zu geben. Denn dafür gibt es wirklich einen Namen! Ich kann dir sagen, dass es sehr vielen Menschen so geht, wie dir. Du bist also weder verrückt, noch allein! Es gibt Gründe, warum es da ist. Es mag jetzt vielleicht blöd klingen, aber es ist gut, dass deine Blase meckert. Heute bin ich

6. Ein Harnröhrendivertikel ist eine angeborene oder erworbene Aussackung der Harnröhre.
7. Diederichs (2001): S. 311.
8. Edb. Seite 314.

meiner Blase dankbar, dass sie nicht aufgehört hat, mich zu nerven. Denn nur so hat sie mir die Möglichkeit gegeben, mein Leben zu überdenken, über mich hinaus zu wachsen. Hätte sie mich nämlich nicht gewarnt, wäre ich heute mit Sicherheit sehr unglücklich.

Im Nachhinein betrachtet ergibt alles einen Sinn. „Symptome sind Lösungen", sagt die Systemische Therapie.[9] Für mich war es eine Lösung. Auch wenn es sich für dich jetzt noch nicht so anfühlt – glaube mir. Nur durch diese Symptome hat mich mein Körper darauf aufmerksam gemacht, dass etwas nicht stimmt. Ich wurde zum Nachdenken angeregt. Hätte ich das nicht getan, wäre ich heute mit dem falschen Partner zusammen. So hätte ich meinen Traummann nicht kennengelernt. Darüber hinaus hätte ich meinen Traummann auch nicht verstanden. Das ist eine sehr schöne Geschichte, die ich dir noch erzählen möchte:

Als wir uns kennenlernten, hatte er die Diagnose Zöliakie, Gluten-Intoleranz bekommen. Er litt jahrelang unter ständigem Durchfall. So lernten sich also ‚Kackmacke' und ‚Pinkelmacke' kennen. Bevor wir das Haus verließen, rannten wir beide abwechselnd auf die Toilette. Wir hatten ein gegenseitiges Verständnis füreinander. Hätten wir uns früher kennengelernt, dann hätte ich dafür wahrscheinlich kein

9. Die Systemische Therapie, seit Juli 2020 als 3. (und letztes) Richtlinien-Verfahren anerkannt (neben Verhaltenstherapie u. tiefenpsycholog. fundierter Therapie), ist ein Verfahren, dessen Schwerpunkt auf dem sozialen Kontext psychischer Störungen, insbesondere auf Interaktionen zwischen Mitgliedern der Familie und deren sozialer Umwelt liegt.

Verständnis gehabt und hätte ebenfalls gesagt: „Reiß dich zusammen, das ist doch nur dein Kopf!“ Auch wäre ich weder Mutter einer wundervollen Tochter, noch hätte ich ein eigenes Haus. Denn durch diese Symptome bin ich natürlich ‚häuslich' geworden. Ich konnte ja nicht mehr frei, frech und wild sein. Keine Partys, keine Urlaube, keine Dates. Während dieser Zeit konnten wir uns als Paar festigen, unsere Tochter bekommen und uns ein schönes Nest bauen. Schlussendlich hat mich meine Blase zu einem besseren Menschen gemacht und dafür bin ich ihr heute sehr dankbar.

2. URSACHEN DER REIZBLASE

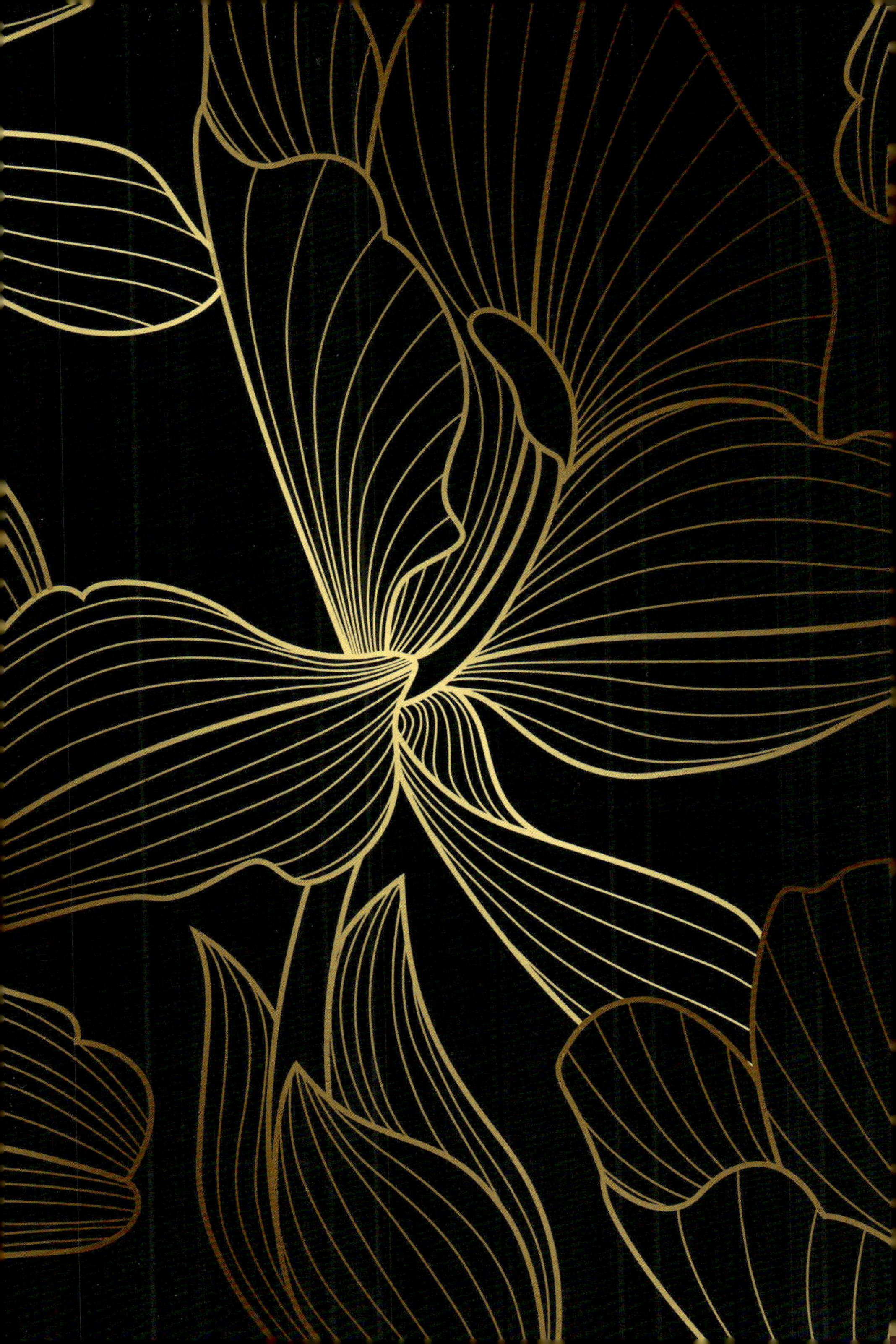

Es lag auf der Hand, dass ich nicht körperlich krank war. Man muss allerdings dazu sagen, dass meine Mama niedergelassene Frauenärztin ist. Per Ultraschall hatte auch sie meine Blase angeschaut und konnte nichts Auffälliges feststellen. Was aber noch viel wichtiger war – sie kannte meine Geschichte!
Es fing an, als ich mit Mitte 20 nach dem Studium zurück in die Heimat kam. Ich war in einer Partnerschaft, die nicht toll war. Einengend. Klein machend. Dennoch trennte ich mich nicht. Beruflich lief es fantastisch. Ich hatte mich gleich nach meinem Studium selbstständig gemacht. Und dann fing plötzlich mein Magen-Darm-Trakt an, verrückt zu spielen. Von Durchfällen, über Verstopfung, hin und her. Das war seltsam. Also ging ich natürlich zur Magen-Darm-Spiegelung. Ich war kerngesund. Als ich dieses Ergebnis bekam, dachte sich mein Gehirn (wie ich heute weiß): „Na, dann muss ich ihr eben auf andere Weise klar machen, dass hier etwas falsch läuft." Schlagartig fing die Blase an. Das war der Beginn meiner Reizblase. Vom Reizdarm zur Reizblase sozusagen. Es war also sonnenklar, dass es nicht körperlich sein konnte. Meine Mama wusste das. Die Geschichte dahinter ließ nur einen Schluss zu: Es muss der Kopf sein.

Es gab einen Punkt, an dem ich es nicht mehr aushielt. Ich fing einfach an zu weinen und bat meine Mama, mich in eine psychiatrische Klinik zu bringen.

Ich habe ihr gesagt: „Sie sollen meinen Kopf aufschneiden und diesen Mist da rausholen! Die müssen es doch wissen! Ich kann doch nicht der einzige Mensch auf der Welt sein, der es hat, was auch immer das ist!“ Ich war verzweifelt. Meine Mama war verzweifelt. Aber sie sagte: „Lisa, die Seele einer Frau weint über die Blase. Keiner kennt dich so gut wie ich. Du musst nicht zum Psychiater.“

„Mh,“ dachte ich, „wenn ich nicht in eine Klinik gehe, dann muss ich mir das Wissen eben selbst aneignen, um erstens herauszufinden, was es ist und zweitens, um mich selbst therapieren zu können.“ Jahrelang begab ich mich auf die Suche. Ich studierte und studierte. Meine Suche fand endlich ihr Ende.

2.1 SOMATOFORME AUTONOME FUNKTIONSSTÖRUNG

Ich habe mich also auf die Suche gemacht. Depression? Angst- und Panikstörung? Zwang? Sozialphobie? Schließlich habe ich die Antwort gefunden! Die Reizblase ist die häufigste sogenannte „Somatoforme autonome Funktionsstörung des Urogenitalsystems“ und ist gelistet im ICD-10 Katalog unter F45.34. Jetzt haben deine Beschwerden endlich einen Namen! In der internationalen WHO-Klassifikation ICD-10 werden Somatoforme Störungen wie folgt definiert:

„Das Charakteristikum ist die wiederholte Darbietung körperlicher Symptome in Verbindung mit hartnäckigen Forderungen nach medizinischen Untersuchungen trotz wiederholter negativer Ergebnisse und Versicherungen der Ärzte, dass die Symptome nicht körperlich begründbar sind. Wenn somatische Störungen vorhanden sind, erklären sie nicht die Art und das Ausmaß der Symptome oder das Leiden und die innerliche Beteiligung des Patienten“[10]

Laut Herrn Prof. Dr. Sökeland, ehemaliger Leiter der Urologischen Klinik des Klinikums Dortmund, erste eigenständige und somit traditionsreichste urologische Abteilung in Deutschland, sind diese Beschwerden sehr häufig:

„In der Praxis des niedergelassenen Urologen sind funktionelle (somatoforme) Störungen sehr häu-

10. ICD-10-GM-2023 Hier werden alle Krankheiten gelistet.

fig. Bei Männern ist die Prostatodynie („chronische Prostatitis"), bei Frauen die „Reizblase" das häufigste funktionelle Krankheitsbild. Psychosomatische Konzepte integrieren prädisponierende somatische Faktoren, Persönlichkeitsmerkmale und psychosoziale Faktoren. Die Letzteren können das Krankheitsbild auslösen und haben bei der Chronifizierung große Bedeutung. Beratung oder Psychoedukation durch den Arzt der Primärversorgung oder spezifische psychotherapeutische Interventionen durch den Fachpsychotherapeuten sind von großer Bedeutung für eine erfolgreiche Behandlung. (...) Patienten mit funktionellen beziehungsweise somatoformen Störungen im Urogenitalbereich werden häufig beim niedergelassenen Arzt oder Urologen behandelt, sodass die meisten Patienten nicht stationär aufgenommen werden. Epidemiologische Daten[11] zu funktionellen Störungen oder somatoformen Störungen des urogenitalen Systems fehlen weitgehend. Nach Günthert haben 30 bis 50 Prozent der Patienten in der Sprechstunde des niedergelassenen Urologen eine psychosomatisch bedingte Erkrankung."[12]

Ein besonderes Merkmal dieser Störungen ist, dass du von einem Arzt zum anderen rennst, sprich ‚Ärztehopping' betreibst, weil du wiederholt nach organischen Ursachen für deine Symptome suchst. Deine Verunsicherung steigert sich durch widersprüchliche Befunde und erfolglose Behandlungsversuche. Das

11. Die Epidemiologie (von altgriechisch Epidemie, Volkskrankheit) beschäftigt sich mit der Verbreitung sowie den Ursachen und Folgen von Krankheiten.
12. Sökeland et al. (2000): S. 97.

Arzt-Patient-Verhältnis leidet, weil du zunehmend das Gefühl hast, nicht ernst genommen zu werden. Gleichzeitig erlebt der Arzt dich als kompliziert und wenig zugänglich.

Sogenannte Somatisierungsstörungen können entstehen, wenn du Konflikte verdrängst, sie also nicht bewusst wahrnimmst. Angenommen, ein Kind wird in der Schule gemobbt oder fühlt sich, warum auch immer, in der Schule unwohl. Was passiert? Das Kind steht am nächsten Morgen auf und sagt: „Mama, ich habe Bauchschmerzen. Ich kann nicht in die Schule gehen." Und die Bauchschmerzen sind wirklich da! Das Kind hat wirklich, richtig echte Bauchschmerzen! Aber nicht, weil es etwas am Bauch hat! Der Körper drückt die unbewussten Gefühle aus, weil das Kind nicht verbal ausdrücken kann, welche Konflikte in der Schule vorliegen, geschweige denn, an Lösungen zu denken. Es reagiert einfach unbewusst. So funktionieren wir!

Christian Morgenstern hat es so gesagt: „Der Körper ist der Übersetzer der Seele ins Sichtbare." Diese Verschmelzung von Körper und Seele heißt Psychosomatik. Die Psyche ist die Seele. Soma ist der Körper. Sie bilden eine Einheit. Eine untrennbare Einheit. Nun stellt sich die Frage, warum gerade der Urogenitaltrakt einen so großen psychosomatischen Sprengstoff bietet? Weil hier gleich drei Funktionsebenen angesiedelt sind: die Ausscheidung, die Reproduktion und die Lust – *„Zwischen Urin und Kot werden wir geboren."*[13]

Du kennst auch viele Ausdrücke oder geläufige Redewendungen, wie z. B. sich vor Angst in die Hose machen, eine Konfirmandenblase haben, etwas im Urin haben, etwas geht dir an die Nieren, angepisst sein, der Harn tritt an die Stelle der Tränen, oder den Spruch, den mir meine Mama sagte: „Die Seele einer Frau weint über die Blase." Alle diese Redewendungen kommen nicht von ungefähr! Wenn wir in der Evolution ein paar Schritte zurückgehen, dann weißt du, dass wir Menschen auf Kampf oder Flucht programmiert sind. Fight or flight. Als der Säbelzahntiger vor uns stand, mussten wir sofort reagieren. Unser Körper bereitet sich dann auf Kampf oder Flucht vor. Die Blase reagiert bei Flucht. Deshalb hast du auch immer dieses Gefühl von Flucht, wenn dein Harndrang dich überfällt. Schnell weg hier! Damit du dich schneller vor dem Säbelzahntiger in Sicherheit bringen kannst, entleert sich – metaphorisch gesprochen – deine Blase, wie im Übrigen auch gerne der Darm, um mit weniger Gewicht schneller flüchten zu können. Deshalb reagieren auch alle Menschen in aufregenden und herausfordernden Situationen, wie z. B. vor einem Vorstellungsgespräch oder vor einer Prüfung mit Blasen- und/oder Darmentleerung.

 13. Diederichs (2001): S. 310 (Zitat von H. Mester).

„Leider wird in der ‚klassischen westlichen Medizin' das Konzept von ‚Mind-Body als Ganzes' noch immer oft belächelt. Zugleich ist aber bekannt, dass der Schmerz im Gehirn wahrgenommen wird, ‚without brain, no pain' (...) In der Gastroenterologie[14] ist es allgemein bekannt, dass Angst und Ärger eine Wirkung auf die Verdauung haben.[15]", so Frau Prof. Dr. Doggweiler, Schweizer Fachärztin für Neurourologie.

Dieser Schalter sollte einfach nur unser Überleben sichern! Das heißt, dein Körper reagiert vollkommen richtig und gut. Er will dich ja nur schützen! Der liebe Gott, Mutter Natur, nenne es wie du möchtest, hat mehr mit dir vor! Denn du sollst überleben! Dein Fluchtmechanismus funktioniert höchst präzise und großartig! Zusammenfassend kann ich dir nun sagen, dass es Probleme oder Konflikte in deinem Kopf gibt, die bewältigt werden wollen. Weil du sie aber nicht löst, sondern flüchtest, reagiert dein Körper. Deine Blase liebt dich und sie will dir sagen: „Hey, in dir ist etwas, das raus will! Hier stimmt etwas nicht!". Du aber verdrängst es. Ein Spannungsverhältnis zwischen Festhalten und Loslassen lässt dich fast zerreißen. Ein innerer Druck entsteht. Und diesen Konflikt, der für dieses Spannungsverhältnis ursächlich ist, löst du einfach nicht bewusst. Warum aber ist das so? Das hat Sigmund Freud, einer der einflussreichsten Denker des 20. Jahrhunderts, herausgefunden.

14. Die Gastroenterologie ist ein Fachgebiet der Medizin, die sich mit den Verdauungsorganen Speiseröhre, Magen, Darm, Leber, Gallenblase, Gallengänge und Bauchspeicheldrüse befasst.
15. Doggweiler et al. (2021): S. 573.

„Sigmund Freud[16], der Begründer der Psychoanalyse, war ursprünglich Neurologe[17] und Neuropathologe[18]. Er war auch der erste von der somatisch orientierten Medizin herkommende Arzt und Wissenschaftler, der mit seinem Konversionsmodell unbewusste Phänomene und Symptome als Folge des Wechselspiels zwischen Seele und Körper beschrieb. Stark vereinfacht beinhaltet es, dass ein intrapsychischer Konflikt ins Körperliche „konvertiert" – also übersetzt – und dort auch zum Ausdruck gebracht wird. Das Konversionsmodell ist das erste wissenschaftlich begründete und empirisch überprüfbare psychosomatische Modell; seine Gültigkeit ist begrenzt auf jene psychogenen Körperstörungen, bei denen ein unbewusster Trieb-Abwehr-Konflikt nachgewiesen werden kann. Dieser Konflikt wird verdrängt (also unbewusst gemacht), weil er nicht aushaltbar ist. Stattdessen wird er körpersprachlich und in der Regel symbolisierend zum Ausdruck gebracht: So kann z. B. eine psychogene Blindheit symbolisieren, dass irgendetwas Sichtbares nicht gesehen werden darf oder nicht gesehen werden durfte; eine psychogene Lähmung etwa kann zum Ausdruck bringen, dass ein zur Handlung drängender (Trieb-)Impuls dadurch (unbewusst) abgewehrt wird, dass es zur (nicht primär organisch verursachten) Lähmung jenes Körperteiles kommt, das die Handlung hätte ausführen können. Der Konflikt zwischen den beiden eigenen Tendenzen (Sehen wollen und nicht sehen

16. 1856–1939.
17. Die Neurologie beschäftigt sich mit Erkrankungen des menschlichen Nervensystems sowie der Muskulatur. Zum menschlichen Nervensystem gehören beispielsweise Gehirn und Rückenmark.

sollen oder dürfen, handeln wollen und nicht handeln sollen oder dürfen) verschwindet aus dem Bewusstsein und an seine Stelle tritt das Körpersymptom."[19]

Dein Körper symbolisiert auf diese Weise deine Konflikte, die du verdrängst, weil eine Auseinandersetzung mit ihnen zu schmerzhaft wäre. Das allerdings passiert automatisch und läuft unbewusst ab, weil es ein Schutzmechanismus ist! Gott sei Dank zeigt dir dein Körper aber an, dass es Dinge gibt, die du verdrängst, weil er will, dass du eine Lösung findest und glücklich wirst! Einfach großartig dein Körper! Jetzt erfährst du endlich, was da raus will.

In der Fachliteratur, hier von Herrn Prof. Dr. Diederichs, werden drei Ursachen für die Reizblasensymptomatik angegeben:

„1. *Die Reizblasensymptomatik kann als Korrelat einer versteckten Sexual- oder Hingabestörung verstanden werden. Durch eine sorgfältige Sexualanamnese und genaue Beobachtung des zeitlichen Zusammenhangs beim Auftreten der urologischen Symptomatik lässt sich dieser pathogene Mechanismus aufzeigen.*

2. *Hier ist die Reizblase das Signal für eine Angstkrankheit, meist eine Platz- und Straßenangst. Diese Frauen berichten, dass sie ihre Wohnung*

18. Das Fachgebiet der Neuropathologie beschäftigt sich mit den krankhaften Veränderungen des Gehirns, des Rückenmarks, des peripheren Nervensystems sowie der Skelettmuskulatur.
19. Deutsche Psychoanalytische Gesellschaft. (https://dpg-psa.de/Geschichte_4.html)

nur noch in der Richtung verlassen können, in der sie eine Toilette finden. Ihr charakteristischer Ausspruch lautet: „Ich kenne alle Toiletten dieser Stadt."

3. *Bei der nach meiner Beobachtung zahlenmäßig größten Gruppe von Frauen wird in dem urologischen Leitsymptom Reizblase die durch eine narzisstische Kränkung (insbesondere im Beziehungsbereich) entstandene Enttäuschungswut abgewehrt. Sie wird aber nicht so tief verdrängt und somatisiert wie bei Frauen mit funktioneller Harninkontinenz."*[20]

Außerdem heißt es weiter: *„Die Diagnosebezeichnung Reizblase weist schon auf abgewehrtes Aggressives hin. Weiterhin passt hierzu, dass viele Frauen mit Reizblasensymptomatik über Begleitsymptome mit Spannungscharakter klagen und in ihrer Partnerbeziehung zu einer eher „kämpferischen Kollusion" neigen. Letztlich liegt auch hier eine Hingabestörung zugrunde. Die Psychodynamik der 1. und 3. Gruppe lässt sich also nicht immer eindeutig abgrenzen."*[21]

Der Vollständigkeit halber möchte ich hier noch die psychosomatischen Hintergründe der chronischen Blasenentzündung aufzeigen. Bei ihr handelt es sich laut Herrn Prof. Dr. Diederichs um einen unbewussten zentralen Beziehungskonflikt:

20. Diederichs (2001): S. 311.
21. Ebd.

„Hingabeangst oder Nähe-Distanz Problem: Den zentralen unbewussten Beziehungskonflikt dieser Frauen könnte man folgendermaßen beschreiben: Ein schwankendes Selbstgefühl weckt regressive Wünsche und Sehnsüchte nach Verschmelzung mit einem stützenden Selbstobjekt, die aber aus Angst vor der Selbstaufgabe wieder abgewehrt werden müssen. Hingabe ist also mit der Angst vor Selbstverlust verbunden. Die chronische Blasenentzündung symbolisiert weniger ein sexuelles Problem, als vielmehr Konflikte im Partnerbereich. (...) Der Abwehrmechanismus der Blasenschleimhaut bzw. der Vaginalschleimhaut kann unserer Meinung nach offenbar durch eine Beziehungsproblematik verändert werden.“ [22]

Frau Prof. Dr. Dr. Huber von der Internationalen Psychoanalytischen Universität Berlin beschreibt die Ursachen der wiederkehrenden Blasenentzündungen wie folgt:

„Psychodynamisch stehen die rezidivierenden[23] *Blasenbeschwerden in engem Zusammenhang mit einer Partnerschaftsproblematik. Eigene Wünsche und Bedürfnisse, vor allem auch eigene aggressive Regungen und Individuationsbestrebungen, werden von ihr mit rigiden*[24] *Abwehrmechanismen unterdrückt. Diese unterdrückten Affekte und Impulse scheinen sich affektäquivalent in Form von Blasenbeschwerden*

22. Diederichs (2001): S. 312.
23. lat. recidere ‚zurückfallen‘ ist das Wiederauftreten einer Krankheit oder psychischen Störung
24. rigide = starr

verschoben manifestieren zu können. Die Organwahl deutet daraufhin – und dies findet sich im Behandlungsverlauf bestätigt –, dass auch ein sexuelles Problem hier seinen Ausdruck findet. Im Sinne des sekundären Krankheitsgewinns kann die Patientin sich sexuelle Verweigerung gegenüber ihrem Ehemann nur im Schutze eines somatischen Symptoms gestatten."[25]

Du wunderst dich vielleicht, warum in den Artikeln nur von Frauen die Rede ist? Einerseits leiden typischerweise Frauen, vor allem junge Frauen unter diesen Symptomen, andererseits erschienen diese Fachartikel in gynäkologischen[26] Magazinen. Selbstverständlich gibt es auch Männer, die unter einer Reizblase leiden (analog zum Begriff Prostatodynie).

Schließlich möchte ich den genannten Ursachen noch eine weitere hinzufügen: die Reizblase als Resultat eines einmaligen Überlauferlebnisses. Was ich damit meine, ist Folgendes: Es gab eine Situation, in der du nicht auf die Toilette gehen konntest. Deshalb passierte, was passieren musste: Die Blase entleerte sich selbstständig. Das ist ein Schutzmechanismus! Sie läuft einfach über. Was sollte sie auch sonst tun? Das Problem ist nun, dass dich dieses einmalige Erlebnis so schockiert hat, dass du die Angst entwickelst, es könnte noch einmal passieren. Dein Gehirn hat gelernt: „Das will ich nicht noch einmal erleben!"

25. Huber et al. (2010): S. 379.
26. Gynäkologie = Frauenheilkunde.

Deshalb schickt es dir nun, vor allem in Situationen, in denen es besonders peinlich wäre, einzupullern, das Signal: „Geh noch einmal zur Toilette!“ Auch hier kann ich dir sagen, dass dein Körper hervorragende Arbeit geleistet hat! Du weißt jetzt, wie viel deine Blase eigentlich aushalten kann! Sie ist großartig! Sie hat dich geschützt, weil sie übergelaufen ist! Diese Angst kann sogar ausgelöst werden, wenn du nur dachtest, es könnte jeden Moment geschehen. Das heißt, obwohl es gar nicht dazu kam, du aber in deinem Kopf die Möglichkeit und Peinlichkeit durchgespielt hast, hat sich diese Angst manifestiert.

Dennoch bin ich davon überzeugt, dass man diese vier verschiedenen Ursachen nicht haarscharf voneinander trennen kann. Meist ist es ein Konglomerat aus verschiedenen Gründen. Hinzu kommen noch konditionierte, sprich antrainierte, falsche Verhaltensweisen, die die Symptome verstärken. So kann ein Teufelskreis entstehen! Alle genannten Ursachen hatte ich mitgenommen. Bei mir war es so: Alles war neu. Vom Studium zurück in die Heimat. Neue Wohnung. Von der Studentin zur Selbstständigen. Vom Lernen zum Arbeiten. Freundeskreis weg. Eine unglückliche Partnerschaft begann, aus der ich mich nicht löste, entgegen meiner inneren Stimme. Narzisstische Kränkung, Grenzüberschreitung. Meinen eigenen Selbstwert untergraben. Meine eigenen Werte übergangen. Auch Sex gehabt, ohne es zu wollen. Perfekt sein, das war mein Wunsch.

Ein einmaliges Überlauferlebnis hatte ich auch noch. Stundenlang in der Bar, sehr viel getrunken (keinen Alkohol!), danach noch im Auto geknutscht und mir gedacht: „Das schaffst du noch bis nach Hause." Noch nie in meinem ganzen Leben vorher, hatte ich es so lange hinausgezögert. Zu Hause angekommen, steckte ich den Schlüssel ins Schlüsselloch. Dann lief es. Ich hatte also alle Gründe, die es überhaupt geben kann! Es musste alles so passieren, wie es passiert ist. Doch so verschieden die vier Ursachen auch klingen mögen, sie haben alle einen gemeinsamen Nenner ...

2.2 KERN DER URSACHEN

Du hast gesehen, dass es vier verschiedene Ursachen geben kann. Und doch können wir alle Ursachen auf eine winzige Formel herunterbrechen. Jetzt wird es doch erst richtig spannend! Im Kern ist es der Kampf um Anerkennung, die Angst vor Ablehnung. Ganz einfach. Wenn ein Baby auf die Welt kommt – was ist das Wichtigste? Na klar! Anerkennung. Wenn es abgelehnt werden würde, bekäme es weder Nahrung noch Liebe. Beides überlebenswichtig. Demzufolge sehnen sich alle Menschen im Kern nach Anerkennung. Wir wollen gesehen werden. Wir wollen geliebt werden. Um nichts anderes geht es. Wir brauchen die Anerkennung der Anderen. Das ist der Grund, warum wir uns verbiegen. Warum wir Sex haben, obwohl wir nicht wollen. Warum wir uns selbst übergehen, warum wir unseren eigenen Selbstwert untergraben und warum wir Angst haben, vor den anderen bloßgestellt zu werden. Der Kampf um Anerkennung ist die Wurzel allen Übels.

Doch deine liebe Blase weist dich darauf hin, dass du deine Probleme, deine Konflikte verdrängst. Eigentlich willst du ja gar nicht verdrängen. Das läuft aber, wie schon gesagt, unbewusst ab, weil es ein Schutzmechanismus ist. Du kannst also gar nichts dafür. Du schützt dich vor Streit, vor Auseinandersetzung. Warum? Weil du so friedliebend bist. Du willst nicht streiten, du liebst die Harmonie. Alles schön, alles gut! Ist es aber in Wirklichkeit nicht! Das auf den Tisch zu packen, ohne Rücksicht auf Verluste – das ist genau das, was du lernen musst! Deine Reviergrenzen zu markieren, ohne zu pinkeln, sondern sie mit deinen Worten und Taten abzustecken und sie fortlaufend zu verteidigen! Das ist deine Wachstumsaufgabe im Leben! Du musst nicht allen gefallen! Du darfst auch abgelehnt werden! Das ist das, was du lernen musst.

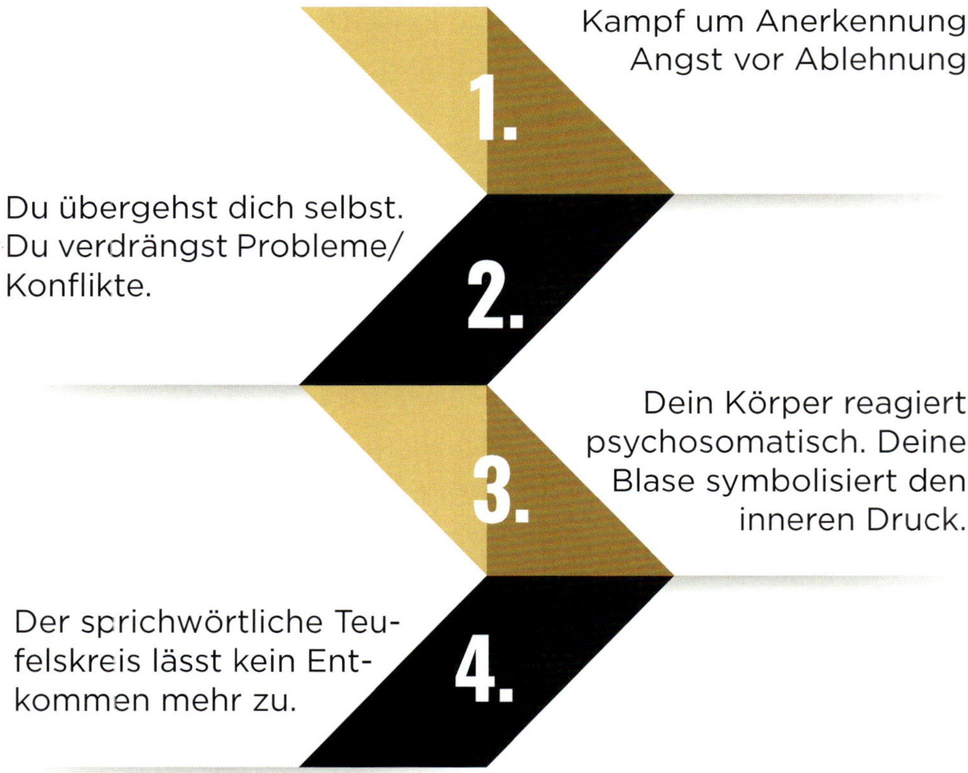
1.
Kampf um Anerkennung
Angst vor Ablehnung
2.
Du übergehst dich selbst.
Du verdrängst Probleme/
Konflikte.
3.
Dein Körper reagiert
psychosomatisch. Deine
Blase symbolisiert den
inneren Druck.
4.
Der sprichwörtliche Teu-
felskreis lässt kein Ent-
kommen mehr zu.

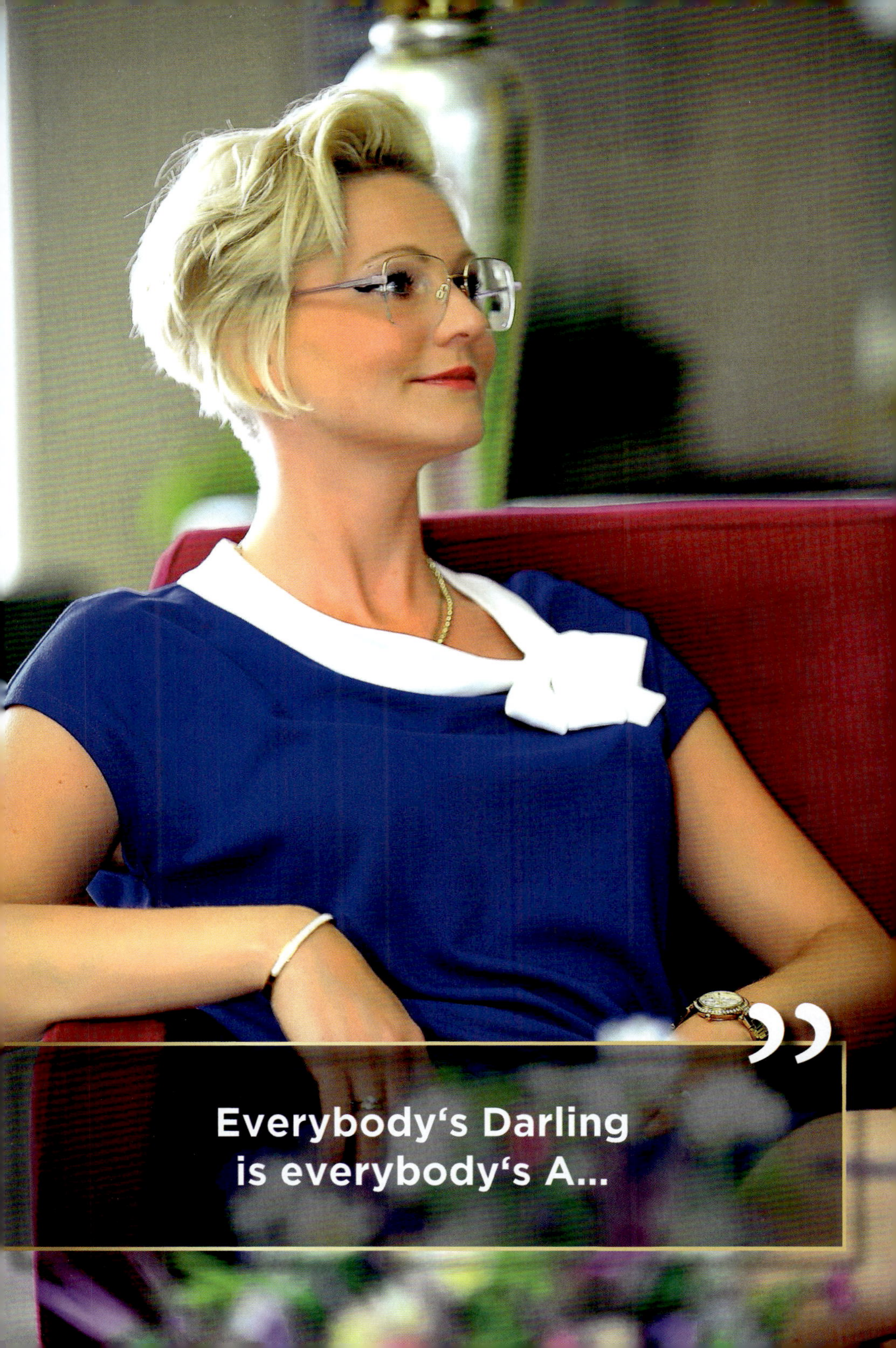

Everybody's Darling
is everybody's A...

2.3 ZUSAMMEN-FASSUNG

Nach dem, was du jetzt alles weißt, kannst du verstehen, dass dein Körper einfach alles richtig gemacht hat! Du darfst deiner Blase dankbar sein! Dankbar dafür, dass sie dich darauf hinweist, dass nicht alles rund läuft. Sie sagt dir, dass du wachsen darfst. Denn darum geht es im Leben. So wie jede Blume und jeder Baum wächst. Alles wächst. Was nicht wächst – stirbt ab! Woran du wachsen sollst? Alle diese Probleme löst du mit nur vier Zutaten: Selbstbewusstsein, Selbstvertrauen, Selbstliebe und Selbstwirksamkeit. Wenn du diese Dinge besitzt, brauchst du nicht um Anerkennung zu kämpfen. Dann hast du keine Angst mehr vor Ablehnung. Du brauchst nicht mehr zu verdrängen, sondern bist in der Lage, auch schmerzhafte Gefühle zuzulassen. Das ist die Lösung deiner Reizblase. Alle meine Klienten sind die liebsten und harmoniebedürftigsten Menschen, die ich je kennenlernen durfte. Das ist es, was uns alle verbindet. Nur keinen Stress. Ja keinen Streit. Alles super. Du bist zu gut für diese Welt! Deshalb verdrängst du Probleme. Der Weg der Erkenntnis wartet auf dich!

3. DIE 5 SCHRITTE DER HEILUNG

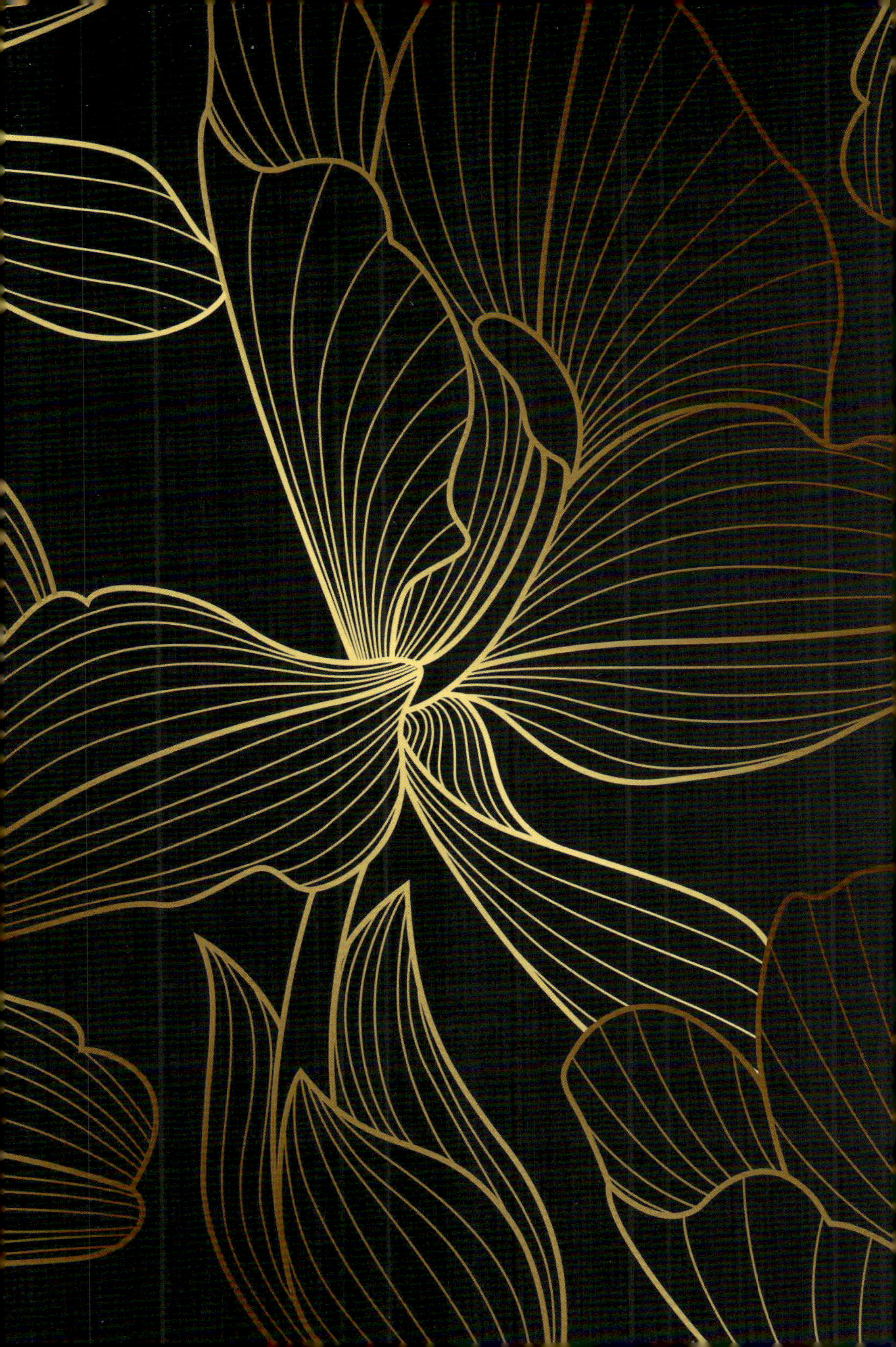

Es ist an der Zeit, dir den Weg der Heilung aufzuzeigen. Jahrelange Suche nach Lösungen auf wissenschaftlicher Basis lagen hinter mir, bis ich mich schließlich mit der ‚Persönlichkeitsentwicklung' auseinandergesetzt habe. Ich dachte früher, das sei nur moderner Quatsch. Eine Ausgeburt der aktuellen Gesellschaft, die auf Selbstoptimierung um jeden Preis aus ist. Schneller, höher, weiter. Und erst die ganzen Gurus auf der Bühne! Die Menschen unten vor der Bühne drehen durch, springen in die Luft und beten ihren Guru an, wie Teenager ihre Lieblingsband.

„Aber was solls," sagte mir meine innere Stimme, „alle wissenschaftlichen Wege bist du gegangen, schaue dir das einfach mal an." Ich las alle Bücher dieser Coaches, ich schaute hunderte Videos und nahm an Live-Webinaren teil, die manchmal sogar ganze Wochenenden lang gingen. Plötzlich war auch ich wie ein Teenager und himmelte meinen Guru an. Aber die einzigartige Mischung, die ich nun hatte – eine Mischung aus Soziologie, Psychologie, Biologie, Verhaltenstherapie, Systemischer Therapie und der Persönlichkeitsentwicklung – brachte die Wendung. Mithilfe all dieser Kenntnisse konnte ich nicht nur meine verdrängten Themen und Konflikte lösen, sondern auch konkrete Tools und Techniken für die Blase entwickeln. Ich hatte es geschafft! Sieben Jahre lang tagtägliche Qualen fanden ihr lang ersehntes Ende! Heute bin ich stolz und glücklich und möchte aus tiefstem Herzen, dass auch du dich von dieser verdammten Last befreien kannst.

Um dir deine Lebensqualität wieder zurückzuholen, um endlich wieder frei, fröhlich und eins mit dir und der Welt zu werden, musst du fünf Schritte durchlaufen. Wenn auch nur ein Schritt fehlt, ist die Veränderung nicht von Dauer. Das ist auch der Grund, warum dir zum Beispiel weder Hypnose noch Psychotherapie langfristig geholfen haben. Bei den meisten Ansätzen fehlt immer mindestens ein Schritt. Folge also nun den fünf Schritten zur Heilung deiner Reizblase: Vom Bewusstsein, über das Verstehen, zum Loslassen, dann zur Neuausrichtung und schließlich natürlich zum wichtigsten Schritt, dem konsequenten Tun und Umsetzen!

Platz für Notizen

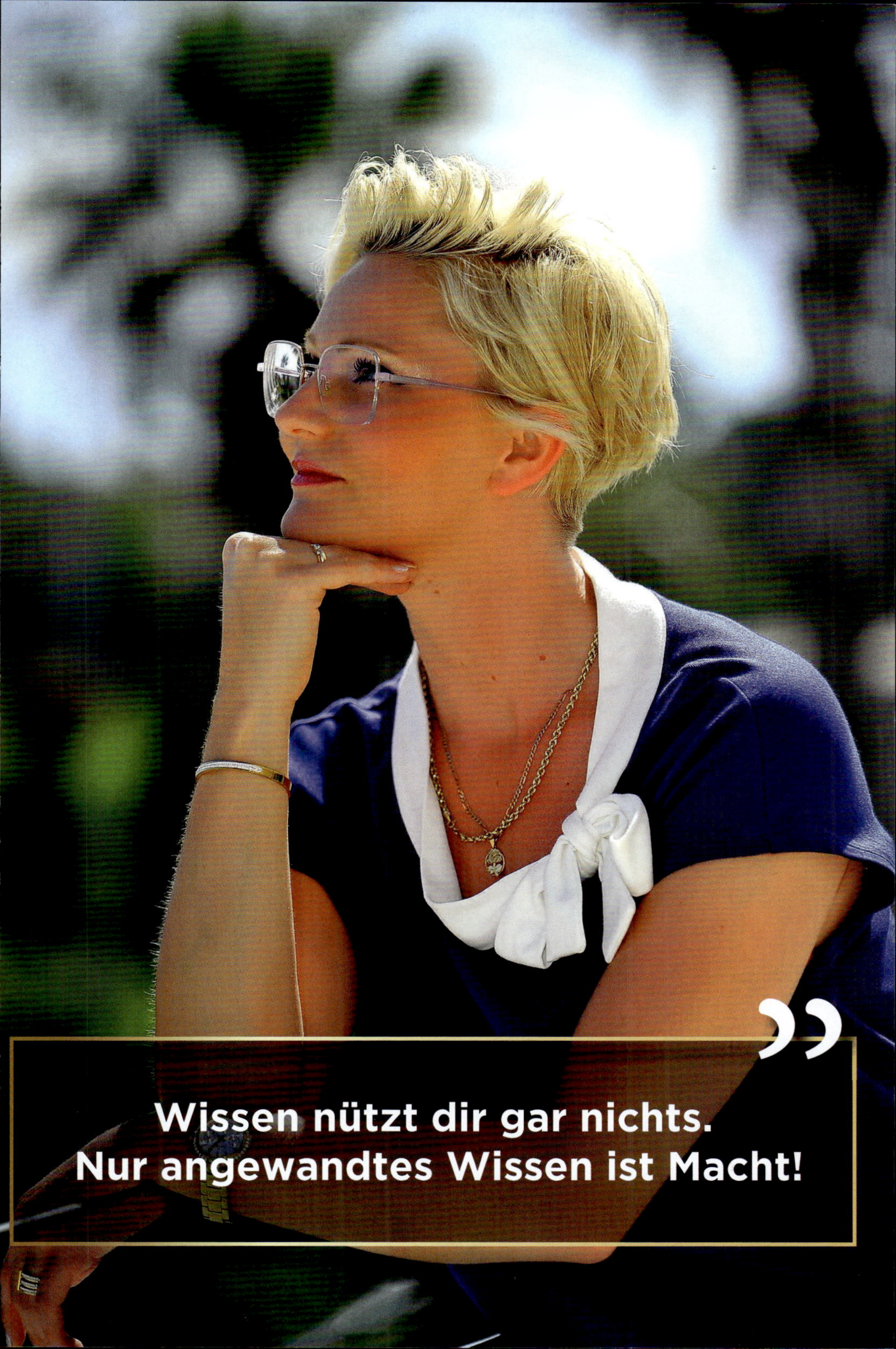
Wissen nützt dir gar nichts.
Nur angewandtes Wissen ist Macht!

3.1 BEWUSSTSEIN

Der erste Schritt ist das Bewusstsein. Diesen Schritt kann man auch als ‚Psychoedukation' bezeichnen. Psychoedukation ist die Vermittlung von Wissen, zum Beispiel über die bio-psycho-sozialen Zusammenhänge der Krankheit. Sie hat immer das Ziel, durch die Vermittlung von Kenntnissen und Fertigkeiten einen gesundheitsförderlichen Lebensstil zu ermöglichen. Dieser erste Schritt entspricht damit der S3-Leitlinie[27] zur Behandlung von funktionellen und somatoformen Störungen, die Frau Prof. Dr. Hausteiner-Wiehle, Oberärztin der Psychosomatischen Medizin und Psychotherapie, wie folgt zusammenfasst:

„Sie besteht im Wesentlichen aus einer Versicherung und Beruhigung, Beratung und Information über funktionelle Körperbeschwerden[28], dem Aufbau einer tragfähigen Arbeitsbeziehung und der Förderung der Mitarbeit des Patienten (Eigenverantwortung). Unter Anknüpfung an die subjektive Krankheitstheorie des Patienten sollen psychophysiologische Zusammenhänge (Psychoedukation; z. B. Stressphysiologie, Teufelskreismodelle) vermittelt, schrittweise ein biopsychosoziales Erklärungsmodell mit einer positiven Beschreibung der Beschwerden (niemals „Sie haben nichts"!) erarbeitet und der Patient zu einer körperlichen und sozialen Aktivierung ermutigt werden."[29]

27. In den S3-Leitlinien werden Empfehlungen zur Behandlung von Krankheiten gegeben.
28. Funktionelle Körperbeschwerden sind körperliche Beschwerden, für die sich keine organische Ursache finden lässt.
29. Hausteiner-Wiehle et al. (2013): S. 28.

Noch eine wichtige Anmerkung an dieser Stelle: Wie bei allen nun folgenden Punkten handelt es sich nur um Einblicke, da ich bei vollständiger Ausführung den Rahmen dieses Buchs sprengen würde. Ich könnte eine ganze Bibliothek füllen!

Schon immer war ich auf der Suche nach dem Geheimnis des Glücks. Ich wollte eine Formel, die es für alle Menschen möglich macht, ihr Glück zu finden. Danach hatte ich mein Leben lang gesucht. Ich habe dieses Geheimnis gefunden. Ich habe eine Formel entwickelt, die das Glück beschreibt. Im Übrigen auch das Unglück. Es ist ein magischer Kreislauf, den wir entweder in eine Positivspirale, oder auch in eine Negativspirale bringen können. Die Logik dahinter bleibt die gleiche.

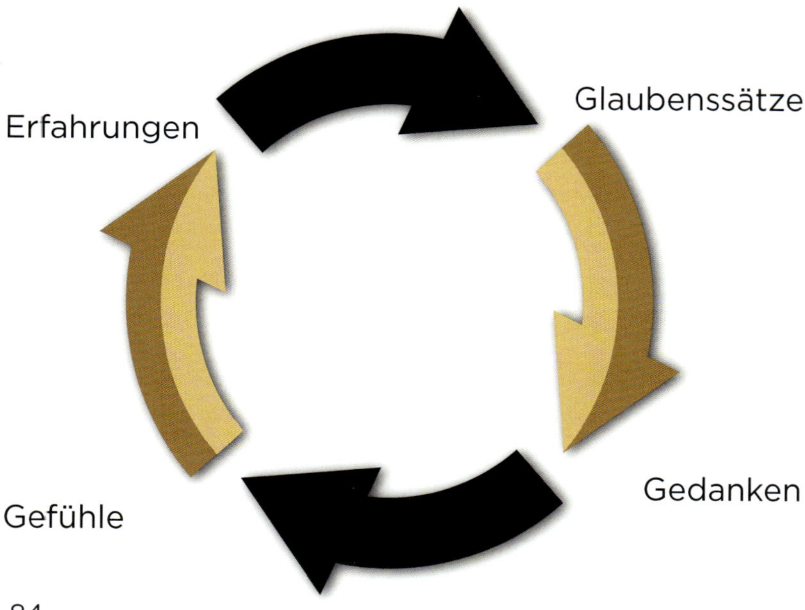

Beginnen wir mit den Glaubenssätzen. Nenne es auch die innere Stimme, deine Überzeugungen, deine Grundannahmen von all den Dingen um dich herum, von dir, von allem. Du hast sie durch deine Erziehung, deine Sozialisation, deine Erfahrungen usw. erworben. Und sie haben einen entscheidenden Einfluss auf deine Gedanken. Aus deinen Gedanken erfolgen wiederum - mithilfe von Botenstoffen, den Hormonen[30] - deine Gefühle, Emotionen, Körperreaktionen. Dein Körper reagiert mit Gefühlen auf deine Gedanken. Sie lösen durch körperchemische Prozesse Reaktionen hervor, wie zum Beispiel beschleunigter Atem, Anspannung der Muskeln etc. Schließlich führen diese Emotionen zu den Entscheidungen, die du triffst und zu all den konkreten, realen Erfahrungen und Erlebnissen, die du machst.

Hier ein Beispiel zur Veranschaulichung: Du möchtest heute Abend in die Bar gehen. In dir ist der Glaubenssatz: „Ich bin hässlich." Deine Gedanken drehen sich folglich nur darum: „Alle werden sich von mir abwenden. Für mich wird sich niemand interessieren." Automatisch schüttest du Stresshormone aus. Deine Schultern hängen, dein Kopf senkt sich. Mit dieser schlechten Energie gehst du nun in die Bar - und was wird passieren? Natürlich wird dich keiner ansprechen, allerdings liegt das nicht daran, dass du ‚hässlich' bist, sondern, dass du mit einer verdammt ‚hässlichen' Energie da rein gehst, die allen dort ver-

30. Hormone sind chemische Botenstoffe im Körper. Sie übermitteln Informationen und regulieren zahlreiche Körpervorgänge. (https://www.netdoktor.de/anatomie/hormone/)

mittelt: „Sprich mich bloß nicht an!" Darüber hinaus interpretierst du auch alles, was passieren wird, entsprechend deines Glaubenssatzes. Das heißt, wenn sich die Leute wirklich wegdrehen oder sogar laut loslachen, weil sie etwas anderes gesehen haben oder jemand einen Witz gemacht hat, dann interpretierst du jedoch fälschlicherweise: „Siehst du, ich habe es ja gewusst, alle drehen sich weg und sie lachen sogar über mich."

Warum ist das so? Ganz einfach: Es ist die Aufgabe deines Gehirns! Dein Gehirn ist wie ein Spürhund und wird alles daransetzen, dir deine Überzeugungen, deine Glaubenssätze zu bestätigen! Genau dazu ist es konstruiert! Es kann nicht objektiv denken. Es kann auch nie alle Informationen aufnehmen, deshalb muss es stark aussortieren. Sein Filter- und Interpretationssystem entspricht eben deinen Glaubenssätzen. So trifft das Gehirn die Entscheidung: Das eine kommt durch, das andere nicht. Deine Glaubenssätze sind deine Wahrnehmungsfilter, deine Brille, durch die du die Welt siehst. Hättest du die Glaubenssätze „Ich bin schön. Ich werde geliebt", dann hättest du diese Situation in der Bar so eben nicht interpretiert! Stattdessen wärst du gleich mit einer tollen Energie, einer guten Körperhaltung und strahlenden Augen hingegangen und hättest gesagt: „Hey ihr, was habe ich Cooles verpasst?" Und es wäre der Beginn eines unvergesslichen Abends gewesen.

Deshalb ist es so wichtig, welche Glaubenssätze du in dir trägst, welchen Wahrnehmungsfilter du hast. Änderst du deine Glaubenssätze, änderst du dein Leben! Genau darin liegt die schwierigste Herausforderung: Seine eigenen destruktiven Glaubenssätze überhaupt herauszufinden, weil du ja genau in dieser Einbahnstraße gefangen bist und die meisten Glaubenssätze unbewusst ablaufen. Genau dafür braucht man einen Coach. Das kann auch deine beste Freundin oder dein bester Freund sein. Jemand, dem du diese Geschichte erzählst und der sie dann hinterfragt: „Könnte es nicht sein, dass die Leute in der Bar etwas anderes gesehen haben und sich deshalb weg drehten?" Wenn es ein guter Coach ist, dann bekommt er auch deinen Glaubenssatz heraus, der dahintersteckt. Handelt es sich noch um einen sehr guten Coach, dann schafft er es, mithilfe von gezielten, sinnvollen Fragen, dass du selbst diesen negativen Glaubenssatz auflösen kannst.

Du kannst an jedem dieser Punkte des magischen Kreislaufs eingreifen, um damit alle anderen Punkte automatisch zu verändern. Veränderst du zum Beispiel deine Körperhaltung, dann veränderst du auch deine Gedanken. Wenn du zum Beispiel lächelst, kannst du nicht negativ denken. Oder stelle dich mal in Siegerpose hin, aufrecht und Arme nach oben, als würdest du auf einem Siegerpodest stehen und sagen: „Ja, die Welt ist schön!" Automatisch schüttet dein Körper Glückshormone aus: Serotonin, Dopamin. So unterbrichst du den Teufelskreis. Das Gleiche gilt natürlich auch anders herum: Lasse mal deine Schultern hängen, senke den Kopf und sage in einem weinerlichen Ton: „Alles ist schlecht!" Automatisch schüttet dein Körper Stresshormone aus: Adrenalin, Noradrenalin. Deine Gedanken werden düster.

Das heißt also: Dieser Kreislauf beschreibt das Glück und soll dich daran erinnern, dass du die Macht hast, an jedem dieser Punkte einzugreifen und damit den Kreislauf in eine Positivspirale zu bringen! Du hast die Macht! Sich selbst diese Macht einzugestehen ist schwer. Wenn man die Macht nämlich anerkennt, wird man plötzlich auch selbst dafür verantwortlich, wie man sich fühlt. Du kannst plötzlich eingreifen und die Dinge verändern. Genau das ist Bewusstsein. Sich seiner Macht bewusst-zu-sein. Das bedeutet, dass du dein Unglück niemandem mehr in die Schuhe schieben kannst. Wie schön war es aber, zu sagen: „Der ist schuld. Die Politik ist schuld. Das Wetter ist schuld. Corona ist schuld."

Wenn du nur einen Satz aus diesem Buch mitnimmst, dann diesen: Wem du die Schuld gibst, dem gibst du immer auch die Macht! Solange du die Schuld bei anderen suchst, gibst du ihnen immer die Macht über dich und deine Gefühle! Wenn du dir selbst aber die Schuld gibst, dann hast du immer auch die Macht, alle Dinge zu verändern! Ganz abgesehen davon, ist sowieso nichts gut oder schlecht, denn erst deine Interpretation macht es dazu. So hat Shakespeare es in Hamlet ausgedrückt. Allein dieser Satz, diese Erkenntnis, hat mein Leben verändert. Sieben Jahre lang war ich der Überzeugung: „Er hat mein Leben kaputt gemacht! Er ist schuld, dass ich eine Reizblase habe!" Sieben Jahre Sackgasse. Als ich anfing, die Schuld bei mir zu suchen, gewann ich plötzlich an Macht. Natürlich war es meine Schuld, denn ich hatte meinen Mund nicht aufgemacht! Ich hatte es akzeptiert! Ich hatte mich nicht gewehrt! Ich hatte meine Reviergrenzen nicht angemessen verteidigt, sondern sie lediglich wie ein Hund mit meinem Urin markiert! Das anzuerkennen tut weh. Deshalb schützen sich die meisten Menschen davor, indem sie anderen die Schuld geben. Das Geld, die Krankheit, die Lebensumstände, die Erziehung, das Elternhaus - alles ist schuld, nur sie nicht. Das ist der größte Fehler und die größte Erkenntnis auf dem Weg zum Bewusstsein. Du hast es in der Hand, alles zu verändern, wenn du den äußeren Umständen endlich die Macht absprichst!

Also merke dir: Du bist an allem schuld! Das tut dir jetzt vielleicht sehr weh, aber du wirst sehen, dass es dich befreit. Es macht dich unabhängig. Es macht dich stark. Es macht dich zum Schöpfer deines Lebens! Warum das so schwer ist, möchte ich dir anhand eines Beispiels zeigen: Stelle dir mal vor, ein kleiner Baby-Elefant wird mit einer dicken und schweren Eisenkette angekettet. Tausende Male versucht er, davonzulaufen. Vergeblich. Immer wieder und wieder macht er diese Erfahrung. Der Elefant wird größer und stärker. Trotzdem kann er sich nicht befreien. Wenn dieses Tier erwachsen ist, reicht ein Baumwollstrick, um ihn anzubinden. Warum? Er hat gelernt, dass er nicht davonlaufen kann. Er hat gelernt, dass er keine Macht hat. Das ist die sogenannte ‚erlernte Hilflosigkeit'. Befreie dich aus deinen Ketten!

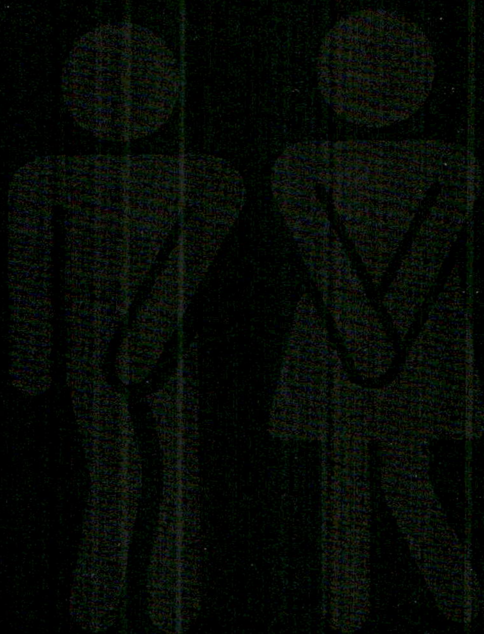

3.2 VERSTEHEN

Der zweite Schritt zur Heilung ist das Verstehen. Hier kommt vor allem die Soziologie sowie die Systemische Therapie zum Tragen. Wer bist du eigentlich? Woher kommst du? Und warum sind all die Dinge in deinem Leben passiert, die passiert sind? Nach dem Bewusstsein erfolgt also das Verstehen. Dich verstehen. Das Leben verstehen. Auch hier möchte ich dir einen kleinen Einblick geben. Wer bist du? Du bist das Ergebnis deiner Sozialisation, deiner Erziehung, deiner Erfahrungen usw. Wir alle sind die Geschichten, die wir uns erzählen. Stark vereinfacht ausgedrückt: Du bist Mama und Papa. Und wer sind Mama und Papa? Richtig: Oma und Opa.

Glaubenssätze und Verhaltensmuster werden weitergegeben. Auch Konflikte aus der Eltern- oder gar Großelterngeneration können an dich weitergegeben sein. Die Geschichte wiederholt sich. Soziologen sprechen von ‚Sozialer Vererbung'. Deshalb werden wir auch in unserer ersten Sitzung mit der Genogramm-Analyse beginnen. Das Genogramm geht weit über deinen Familienstammbaum hinaus. Kenne ich deine Familiengeschichte, dann kenne ich dich. Deine Familie prägt dich. Wie haben Mama und Papa Konflikte gelöst? Welche Strategien hatten sie? Was hat Mama von dir erwartet? Was hat Papa von dir erwartet? Kinder sind der schönste Spiegel der Eltern, so sagt man. Kinder imitieren. Vielleicht machen sie aber auch genau das Gegenteil, weil sie rebellieren.

Auch die Geschwisterforschung ist sehr interessant. Die Erstgeborenen orientieren sich sehr stark an den Eltern. Sie sind es, deren Aufgabe es ist, zum Beispiel den Familienbetrieb zu übernehmen. Letztgeborene hingegen haben die freie Wahl in ihren Berufswünschen. Sie werden meist die Kreativen und gehen ihre eigenen Wege. All das ist Soziologie. Darauf bin ich spezialisiert.

Man sagt uns Soziologen nach, dass wir in die Zukunft schauen können. Ja, das können wir, aber du kannst sie verändern! Allein schon das Verstehen trägt dazu bei. Du wirst verstehen, warum du immer wieder die falschen Partner anziehst. Du wirst verstehen, warum es mit deinen Kollegen nie besser wird, obwohl du schon zig Mal den Job gewechselt hast. Du wirst verstehen, warum du immer wieder die gleichen Streitereien in deiner Familie hast. Wenn du das verstehst, dann kannst du es auch verändern! Ich bin eben ein Freund von Bewusstsein und Verstehen. Deshalb bin ich auch kein Fan von Hypnose oder so etwas. Es kann sicherlich funktionieren. Aber wahre und vor allem dauerhafte Veränderung geschieht meines Erachtens nur über das bewusste Verstehen und Begreifen von Ursachen und deren Zusammenhängen.

Meine Eltern hatten mir früher immer gesagt, wenn es um das Lernen für die Schule ging: „Wenn du es verstehst, Lisa, dann musst du nicht lernen.“ (Richtig geklappt hatte das aber erst im Studium.) Aber um was geht es eigentlich im Leben? Wozu sind wir da? Auch auf diese Frage habe ich eine Antwort gefunden: Es geht um Lernen und Wachsen. Lernen und Wachsen. Lernen und Wachsen. „Angst lähmt“, sagten mir meine Eltern. Stagnation, Stillstand ist der Tod. Es geht um Lernen und Wachsen. So einfach ist das. Weißt du, was das Beste an der Sache ist? Wir können gar keine Misserfolge haben! Keinen einzigen Misserfolg! Wer hat überhaupt dieses Wort erfunden? Es steckt ja schon das Wort ‚Erfolg‘ darin. Das heißt, jeder angebliche ‚Misserfolg‘ ist schon deshalb ein Erfolg, weil du danach weißt, wie es eben nicht geht. Das ist doch ein Erfolg! Eine große Erkenntnis! Thomas Edison, der Erfinder der Glühbirne, hat es so schön gesagt: „Ich habe nicht versagt, ich habe nur 10.000 Wege gefunden, wie es nicht funktioniert.“

Wenn du erfolgreiche Menschen fragen würdest, warum sie erfolgreich sind, dann würden sie dir alle antworten: „Na, weil ich tausendmal mehr hingeflogen bin als du!“ Darüber hinaus gibt es noch etwas, was ich dir unbedingt mitgeben möchte: Probleme sind Geschenke! Ja! Deshalb heißen sie ja auch ‚Probleme‘, weil sie für dich sind und nicht gegen dich – sonst würden sie ja ‚Contra-bleme‘ heißen. Jedes Problem ist ein Geschenk! Was für ein Geschenk? Ein Wachstumsgeschenk! Probleme sind Wachstumsgeschenke! Jedes Mal, wenn ich ein Wachstumsgeschenk bekomme, sage ich: „Danke für dieses Problem, worin liegt nun das Geschenk für mich? Was darf ich lernen? Woran darf ich wachsen?“ Das ist befreiend! Beruhigend! Und macht Spaß! Ich schreie: „Gib mir das nächste Problem! Alle Geschenke zu mir!“ Warum? Weil ich mich weiterentwickeln kann. Jede Herausforderung ist eine weitere Stufe auf unserer Treppe zum Wachstum. Wenn wir nicht wachsen würden, dann würden wir früher oder später unbewusst Probleme kreieren, um an ihnen wachsen zu können. Das Leben wäre nämlich stinklangweilig ohne ‚Wachstumsgeschenke‘.

Stelle dir mal vor, wir wären alle in Watte eingepackt. Was würde dann passieren? Alle gelähmt. Keine Weiterentwicklung. Stillstand. Stagnation. Ja, ich weiß, du sehnst dich nach Sicherheit. Sicherer Job, Haus mit Garten, Sicherheit in der Familie, finanzielle Sicherheit usw. Alle streben in erster Linie nach Sicherheit! Aber schon im nächsten Schritt passiert etwas ganz Überraschendes. Hier ein Beispiel: Zwei Menschen lernen sich kennen, sie verlieben sich. Alles ist schön, alles ist toll. Es könnte doch für immer so sein, oder nicht? Nein, es wird irgendwann langweilig. Also beschließen sie, eine Familie zu gründen. Wieder kehrt irgendwann der Alltag ein und es wird langweilig. Also was machen sie? Sie bauen ein Haus. Irgendwann kehrt auch hier wieder der Alltag ein, es läuft. Keine Herausforderung mehr. Also was machen sie? Sie bekommen ein zweites Kind. Irgendwann läuft dann auch wieder alles in geregelten Bahnen. Also was machen sie? Sie holen sich einen Hund. Auch das funktioniert irgendwann und lässt sie nicht mehr lernen und wachsen. Was passiert? Sie kreieren sich Krankheiten oder Affären oder – hoffentlich – neue Hobbys, wie es zum Beispiel mein Papa gemacht hat. Er hat mit über 60 angefangen, das Gitarrenspiel für sich zu entdecken. Jede Woche geht er jetzt zu seinem privaten Gitarren-Coach, einem ganz tollen Jazz-Musiker. In den Jahren davor besuchte er Englischkurse an der Volkshochschule.

Du siehst schon, wir alle streben nach Wachstum. Wir denken, dass wir uns nach Sicherheit sehnen, aber zeitgleich folgt der unbewusste Wunsch nach Unsicherheit. Wie paradox! Diese Erkenntnis war für mich einer der wichtigen Meilensteine. Kennst du Menschen, die sagen: „Alles war so perfekt! Endlich hat alles gestimmt! Und jetzt ist das und das passiert! Warum nur gerade jetzt? Es hatte alles gepasst!“? Ja, vielleicht genau deshalb! Als Nächstes folgt der Wunsch nach Bedeutung und Zugehörigkeit. Im Job, im Freundeskreis oder in Vereinen etc. Haben wir diese Bedeutung und Zugehörigkeit, dann sehnen wir uns natürlich nach Liebe. Wir gründen eine Familie. Schließlich fragen wir uns: „War es das schon?“ Zu diesem Zeitpunkt beginnen viele Menschen noch eine neue Ausbildung, Umschulung oder Weiterbildung. Vielleicht gründen sie auch eine Firma oder wenden sich der Spiritualität zu. Meistens entwickeln sie sich vor allem beruflich weiter. Das sehe ich gerade in meinem Bekanntenkreis.

In der einen Familie, ist es so: Haus steht, Job steht, drei Kinder sind da – und was macht die Mama? Per Fernstudium noch ihren Masterabschluss. In einer anderen Familie, ist es so: Wohnung steht, Job steht, zwei Kinder – und was macht die Mama? Studiert noch einmal einen neuen Studiengang, parallel zur Arbeit. Und in noch einer Familie ist es auch so: Haus steht, Elektroauto steht, ein Kind – und was machen die Eltern? Die Mama beginnt eine ganz neue Berufsausbildung und der Papa macht eine Weiterqualifizierung in seinem Bereich, um eine nebenberufliche Selbstständigkeit aufbauen zu können. Wenn wir schließlich all das erreicht haben, dann stellen wir uns irgendwann zwangsläufig die Frage aller Fragen: „Was kann ich der Welt wiedergeben? Was ist mein Beitrag für die Welt?“ Dann zeigen wir zum Beispiel anderen, wie etwas geht oder schreiben ein Buch. Natürlich gibt es auch Menschen, die sich nicht weiterentwickeln wollen. Du erkennst sie an ihren typischen Sätzen, wie: „Das war schon immer so! Das geht nicht anders! Das geht niemals! Das brauchen wir gar nicht zu versuchen!“ und der allerschlimmste Satz: „Das weiß ich schon!“ Sie haben resigniert.

Ich nenne sie ‚die Fliegen'. Fliegen sehen überall nur den Mist. Du kennst mit Sicherheit solche Menschen. Wenn eine Fliege über die schönste und prächtigste Blumenwiese fliegt, dann fliegt sie nur von Misthaufen zu Misthaufen. Die Blumen sieht sie jedoch nicht. Auch reiben sie sich gerne den ganzen, lieben langen Tag damit ein. Sie ziehen ihre Anerkennung daraus, dass sie allen sagen und zeigen, wie schlecht es ihnen geht, wieviel Stress sie doch haben. Hier zwei Tipps zum Umgang mit Fliegen: Halte dich von ihnen fern! Dein Umfeld prägt dich nämlich mehr, als du denkst! Und versuche auch niemals, eine Fliege davon zu überzeugen, dass Nektar besser schmeckt als Mist. Deine Mühe wäre vergeblich. Dann gibt es noch die Bienen. Eine Biene kann selbst durch die hässlichste Stadt fliegen, vorbei an unzähligen kahlen Betonklötzen und sie wird die noch so kleine Löwenzahnblume an der Regenrinne finden. Garantiert bist du eine Biene! Sonst würdest du nicht dieses Buch in deinen Händen halten.

Platz für Notizen

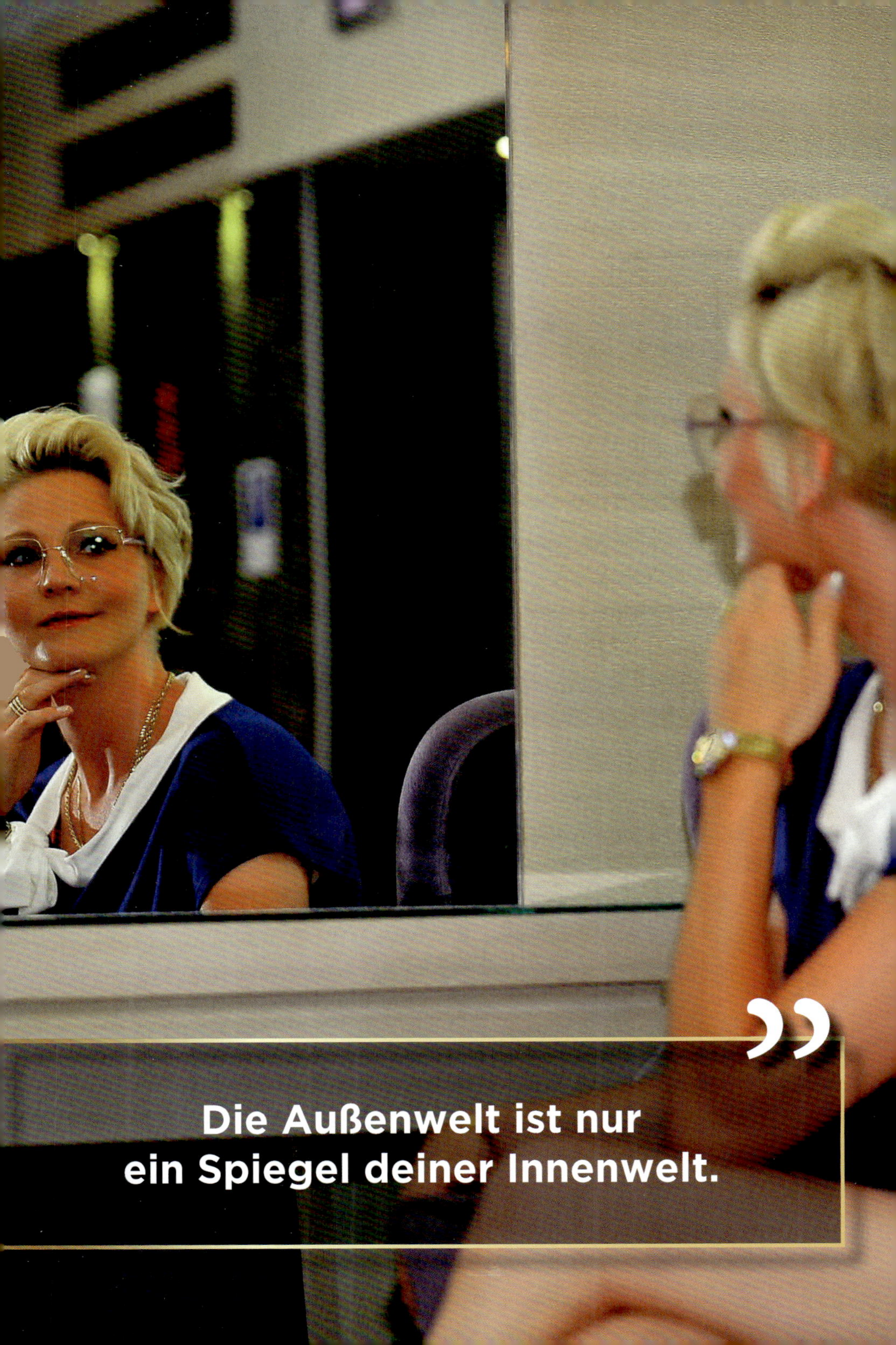
Die Außenwelt ist nur
ein Spiegel deiner Innenwelt.

3.3 LOSLASSEN

Nachdem du dir im ersten Schritt dem Geheimnis des Glücks und deiner Macht bewusst geworden bist, und du im zweiten Schritt verstanden hast, wer und vor allem warum du so bist wie du bist, folgt nun der dritte Schritt: das Loslassen. Hier kommen auch tiefenpsychologische Verfahren zum Einsatz, wie zum Beispiel Reisen in die Vergangenheit, um deine negativen Erinnerungen neu einzufärben. Das Ziel ist das Loslassen von alten, dir undienlichen Glaubenssätzen, von altem Ballast, Konflikten, Problemen oder auch traumatischen Erlebnissen. Auch hier erhältst du einen kleinen Einblick.

Um loslassen zu können, habe ich vier magische Sätze für ewigen, inneren Frieden entwickelt. Diese Sätze sind entstanden, als ich zutiefst gekränkt war und nicht wusste, wie ich jemals aus dieser Kränkung rauskommen sollte. Tagelang, wochenlang, hatte ich mich über eine Sache aufgeregt! Es war nichts Schlimmes. Es handelte sich dabei nur um ein Dokument, welches nicht bei mir ankam. Bei allen Beteiligten stand jedoch Aussage gegen Aussage. Ich war gekränkt, weil ich die Wahrheit nie erfahren werde.

Dann stellte ich mir die Frage, warum Menschen lügen. Aus dieser Frage entstanden weitere: Warum gibt es Menschen, die entgegen des Gesetzes handeln? Warum tun Menschen Dinge, die andere verletzen könnten? Warum führt jemand Krieg? Warum werden Kinder getötet, Familien ausgelöscht? Warum wird jemand vergewaltigt? Geschlagen? Verletzt? Warum, um Himmels Willen, machen diese Menschen das? Und wie schaffen wir es, damit klar zu kommen? Unseren inneren Frieden wiederherzustellen? Trotzdem eins mit uns und der Welt zu bleiben? Die Lösung dessen ist das Loslassen, das Vergeben, das Verzeihen. Buddha hat gesagt: „An Zorn festhalten ist wie Gift trinken und erwarten, dass der Andere dadurch stirbt." Oder auch: „Lerne loszulassen, das ist der Schlüssel zum Glück." Und er hat gesagt: „Alles verstehen heißt alles verzeihen."

Doch wie soll man so etwas verstehen, geschweige denn verzeihen? Das hat er leider nicht genau erklärt! Auch das musste ich selbst herausfinden. Daraufhin waren meine vier magischen Geheimsätze für ewigen Frieden geboren. Als mir diese bewusst wurden – zack! Jeder Frust, jede Kränkung – weg! Heute kann ich niemandem mehr böse sein, mehr noch, ich kann allen Menschen dieser Welt verzeihen, egal was sie machen oder gemacht haben, weil ich diese vier Sätze verstanden habe. Anmerken möchte ich an dieser Stelle, dass Verzeihen nicht heißen soll, dass man das, was der andere Mensch getan hat, für gut empfindet! Nein! Verzeihen soll ausschließlich bedeuten, es loslassen zu können. Bist du nun bereit, alle alten Streitereien und Verletzungen loszulassen? Oder brauchst du sie noch? Wenn sie dir noch dienlich sind, dann behalte sie noch ein bisschen. Wenn nicht, dann lies jetzt unbedingt weiter.

1. Es hat nichts mit mir zu tun.

Mache dir bewusst, dass es nichts mit dir zu tun hat. Böse Menschen tun böse Sachen, weil es ihren Glaubenssätzen entspricht. Aber es hat nichts mit dir zu tun. Sie offenbaren lediglich ihre Glaubenssätze, nicht mehr und nicht weniger. Hier ein Beispiel: Angenommen, du lernst jemanden kennen. Dein Gefühl sagt dir: „Mag ich nicht!" Dieser jemand kann gar nichts dafür - es könnte der tollste, schönste und liebste Mensch auf diesem Planeten sein - trotzdem magst du diesen Menschen einfach nicht. Er ist dir unsympathisch. Vielleicht erinnert dich seine Nase an deinen damaligen Mathelehrer, auf den du nicht gut zu sprechen warst. Aber kann dieser Mensch etwas dafür? Nein! Überhaupt nicht! Es ist lediglich dein Problem!

Das heißt auch, wenn dich deine Kollegin nicht mag, sie dich vielleicht sogar mobbt, hat es rein gar nichts mit dir zu tun! Du bist grandios! Fantastisch! Du bist ein wundervoller Mensch und lasse dir bloß nichts anderes einreden! Sie mag dich nicht, weil du in ihr irgendetwas triggerst[31] und nicht, weil du, du bist. Und das ist ganz allein ihr Problem! Es hat nichts mit dir zu tun!

31. Trigger: englisch für „Auslöser". Das sind Muster, die vergangene Erfahrungen wecken und das Verhalten und die Bewertung neuer Situationen beeinflussen.

2. Es sind seine/ihre Glaubenssätze.

Als Nächstes machst du dir bewusst, dass dieser Mensch lediglich seine Glaubenssätze offenbart! Die Kollegin, die dich mobbt, offenbart lediglich ihre absolut unterirdischen Glaubenssätze! Sie zeigt mit ihrem Verhalten, dass es ihr richtig schlecht geht, dass sie nicht glücklich ist und dass sie ein sehr großes Problem mit sich selbst hat! Neid und Missgunst kommen immer von unten! Merk dir das! Wahre Stärke kann sich Toleranz und Güte leisten! Jemand, der mit sich und der Welt im Reinen ist, kann gar nicht mobben, er würde dir immer die Hand reichen und dich mit nach oben ziehen. Und wie heißt es so schön: „Hurt people hurt people" – Verletzte Menschen verletzen Menschen.

3. Jeder handelt nur so, wie er handeln kann.

Nun machst du dir bewusst, dass jeder Mensch nur so handelt, wie er handeln kann, weil sein Programm so festgeschrieben ist. Die Kollegin, die dich mobbt, kann nicht anders. Ihre Glaubenssätze sind fest verankert. Auch sie ist nur das Produkt ihrer Erziehung, ihrer Sozialisation, ihres Lebens, ihrer Erfahrungen usw. All das prägt ihre Verhaltensmuster. Sie spult einfach nur ihre erlernten Programme ab. Völlig unbewusst. Ja, man kann sich verändern, genau darum geht es ja in diesem Buch. Aber die meisten Menschen hinterfragen diese Dinge, über die wir hier gerade sprechen, überhaupt nicht. Sie funktionieren einfach nur. Sie sind auf Autopiloten geschaltet. Unbewusste Programme laufen ab. Sie reagieren lediglich auf einen Reiz, ohne darüber nachzudenken, wie ein Roboter: Reiz - Reaktion, Reiz - Reaktion usw.

4. An seiner/ihrer Stelle hätte ich genauso gehandelt.

Zum Schluss setzen wir dem Ganzen die Krone auf: Wenn du deine Kollegin wärst, dann würdest du dich auch mobben! Ja! Wenn du sie wärst, mit ihrer Geschichte, mit jeder Sekunde ihres Lebens, mit jeder ihrer Zellen, mit ihrem Körper, mit ihrem Gehirn, ihren Glaubenssätzen - wenn du genau diese Person wärst, dann würdest du genauso handeln! Diese vier magischen Sätze führen dazu, dass du allen Menschen verzeihen kannst, weil du ihr Handeln plötzlich verstehst. Du verstehst, dass sie gar nicht anders handeln konnten! Vielleicht hast auch du Dinge getan, die dich heute noch belasten - lasse es los. Du darfst ebenso dir selbst verzeihen! Denn auch du konntest nur so handeln, wie du in diesem Moment handeln konntest! Das ist wahre Befreiung!

3.4 NEU-AUSRICHTUNG

Der vierte Schritt auf dem Weg der Heilung ist die Neuausrichtung, der Blick in die Zukunft und die Erschaffung deines Traumlebens. Diesen Schritt würde man am ehesten dem Begriff des ‚Coachings' zuordnen. Was aber unterscheidet Coaching von der klassischen Therapie?

„Der Fokus des Life Coachings ist eines der wichtigsten Dinge, die es von der Therapie unterscheiden. Life Coaches identifizieren und beschreiben aktuelle problematische Verhaltensweisen, damit der Klient daran arbeiten kann, sie zu ändern. Therapeuten analysieren die Vergangenheit ihres Klienten als Werkzeug, um gegenwärtige Verhaltensweisen zu verstehen. Die Therapie konzentriert sich auf Ihre Gedanken und Gefühle und darauf, wie sie von Ihrer Vergangenheit geprägt sind. Life Coaching kann diese Konzepte berühren, wenn Sie Ihre einschränkenden Überzeugungen abbauen, aber der ultimative Fokus liegt immer auf der Gegenwart und Zukunft. Das Ziel des Life Coachings ist es, Ihnen zu helfen, sich ‚aus der Sackgasse' zu lösen. Beim Life Coaching geht es um Handeln und Ergebnisse. Life Coaches messen den Erfolg ihrer Klienten anhand von Leistungskennzahlen und spezifischen Verhaltensergebnissen. Sie helfen Ihnen, SMART-Ziele[32] zu setzen, Verantwortung zu übernehmen und Ihre Erfolge zu feiern – alles auf dem Weg zur Verwirklichung Ihrer Träume."[33]

32. SMART: spezifisch, messbar, attraktiv, realistisch, terminiert.
33. Tony Robbins: Life Coach vs. Therapist. (https://www.tonyrobbins.com/coaching/life-coach-vs-therapist/)

Um deine Träume verwirklichen zu können, brauchst du überhaupt erst einmal Ziele. Diese in der heutigen Zeit, in der es unendlich viele Möglichkeiten gibt, zu finden, ist gar nicht so leicht. Ich weiß, dass man sich schnell in der heutigen ‚Zuvielisation', wie ich sie gerne nenne, verlieren kann. Aber, wenn du gar keine Ziele hast, dann kannst du sie eben auch nicht erreichen. Deshalb brauchst du ein Ziel und noch viel wichtiger – ein Warum! Du musst wissen, wofür du brennst. Es muss einen Fixstern in deinem Leben geben. Wo willst du hin? Was willst du erreichen? Und vor allem: Warum willst du das erreichen? Ich meine damit nicht, dass du alles haargenau durchplanen sollst. Nicht mit Scheuklappen durchs Leben gehen – du musst auch nach links und rechts schauen, welche Möglichkeiten sich dir eröffnen. Was ich aber damit meine, ist ein sagen wir ‚Grob-Plan'. Einen Fixstern eben, der dir den Weg auch in dunklen Zeiten leuchtet. Und je größer dein Warum, desto einfacher dein Wie. Je mehr du etwas erreichen möchtest, desto einfacher wird es dir fallen! Manchmal kannst du dein größtes Glück hinter deiner größten Angst finden.

Früher bin ich in der Schule immer rot geworden. Ich habe mich nie getraut, mich zu melden, damit es keiner sieht, wenn ich wie eine Tomate strahle. Ich bin sogar schon rot geworden, wenn ich nur daran dachte, dass die Lehrerin mich gleich aufrufen könnte. Schrecklich! Und was wurde aus mir? Eine

Dozentin! Vorne auf der Bühne stehen und vor allen Leuten reden, das ist meine Welt. Wie ist das möglich? Hinter meiner größten Angst befand sich mein größtes Wachstumspotenzial. Nun frage ich dich: Welche Ziele, Pläne und Visionen hast du? Wo stehst du in fünf, zehn oder fünfzehn Jahren? Und vor allem, wie wirst du sie sicher erreichen? Erfolg ist planbar. Wenn du deine Ziele gefunden hast, dann geht es darum, sie in kleine Einzelschritte aufzuteilen. Stück für Stück zum Glück sozusagen. Ich nenne das die ‚Salamitaktik'. Wenn ich zu dir sagen würde: „Hier, iss die ganze Salami!", dann würdest du wahrscheinlich gleich aufgeben. Wenn du dir diese Salami aber in kleine Scheiben schneidest, dann futterst du sie Stück für Stück und ehe du dich versiehst, hast du sie ganz geschafft.

Es ist wie mit diesem Buch hier. Es gab ein Ziel und ich habe aus dem großen Ziel, viele kleine Etappenziele gemacht, Kapitel für Kapitel. Wenn ich vor dem Fernseher lag, habe ich mich gefragt, ob mich das, was ich gerade tue, meinem Ziel näher bringt oder nicht. Eine andere Frage wäre auch: Was würde die beste Version deiner Selbst tun? Würde sie faul vor dem Fernseher liegen oder ins Handeln kommen? Im Leben geht es schließlich darum, dass du das tust, was du liebst, das ist klar. Aber manchmal ist der innere Schweinehund da, den wir überwinden müssen. Hierfür werden wir uns im Coaching die Themen

‚Motivation', ‚Rituale' und ‚Zeitmanagement' genauer anschauen. Diese machen es nämlich einfacher, Ziele zu erreichen. Zum Beispiel ist es wichtig, dass deine Motivation von innen kommt, sprich dass du intrinsisch motiviert bist. Wenn du etwas hingegen nur für andere machst, also extrinsisch motiviert bist, dann wirst du weniger Erfolg haben.

Oft werde ich gefragt: „Lisa, wie schaffe ich es, mich zu motivieren?" Ein Beispiel dazu: Du sagst, du müsstest mal die Fenster putzen und denkst: „Oh Mann, sind die dreckig. Was sollen die Nachbarn denken?" Hier wird es schwer, ins Handeln zu kommen, da du extrinsisch motiviert bist. Wenn du dich aber fragst: „Warum will ich das?", dann erhältst du deine Antwort und bist intrinsisch motiviert. Also zum Beispiel: „Ich liebe saubere Fenster. Ich liebe das Gefühl, in eine Wohnung mit schönen, geputzten Fenstern zu kommen." So putzen sich die Fenster schon fast von allein. Werde dir also immer bewusst, warum du etwas tust! Denn wie schon gesagt: Je größer und leidenschaftlicher dein Warum, desto einfacher wird der Weg dorthin. Wenn du wirklich, unbedingt deinen Nachbarn gefallen willst, dann wird das zu deiner intrinsischen Motivation. Auch dann wirst du es einfach tun, ohne darüber nachzudenken. Es ist wie mit dem Esel und der Möhre – hänge dir doch einfach die schönste und saftigste Möhre vor die Nase!

3.5 UMSETZEN

Die Umsetzung – das ist wohl eines der schwierigsten Dinge, dafür aber auch der letzte Meilenstein auf dem Weg zur Heilung deiner Reizblase. Diese Tipps und Tricks würde man am ehesten der Verhaltenstherapie zuordnen, die davon ausgeht, dass jedes Verhalten erlernt und ebenso wieder verlernt werden kann. All dein Wissen sowie deine Erkenntnisse aus den ersten vier Schritten nützen dir gar nichts, wenn du nicht dranbleibst und umsetzt! Deshalb gebe ich dir nun 30 Tipps und Tricks an die Hand, die du sofort ausprobieren und umsetzen kannst! Denke bitte daran, dass ich diese für mich entwickelt habe, das heißt, passe sie für dich an. Wie du es machst, ist es richtig! Hauptsache ist, du kommst ins Handeln.

1. Du musst nicht

Sei dir im Klaren darüber, dass du eigentlich gar nicht musst. Es ist nur dein Kopf, der das Signal sendet. Deine Blase ist kerngesund. Schließlich hält sie ja in schönen Momenten stundenlang durch! Du wirst nicht einpullern! Mache dir das ständig bewusst. Lasse also los, gib dich dem Gefühl hin. Sage dir: „Ich weiß, mein liebes Gehirn, du sendest jetzt wieder das Signal aus. Ich werde meine Probleme lösen, du musst nicht meckern." Als es mir nach etlichen Jahren gereicht hat, stand ich im Supermarkt und dachte: „Dann pinkel doch! Wenn du unbedingt willst, dann bitte! Tue es!" Also stellte ich mich mitten in einen Gang, hielt mich mit beiden Händen am Einkaufswagen fest und ließ los. Ich schloss die Augen, stellte mir vor, ich säße auf dem Klo und wollte wirklich einpullern. Und was soll ich sagen? Es ging nicht! Weil es nicht deine Blase ist, sondern nur dein Gehirn, welches das Signal sendet! Probiere es aus!

Habe keine Angst davor! Du musst es ja nicht gleich im Supermarkt versuchen. Nimm dir eine Situation, in der es da ist, du aber die Sicherheit hättest, dich umziehen oder weggehen zu können. Das wird allerdings, wie gesagt, gar nicht nötig sein. Tue es! Es verschafft dir Sicherheit!

2. Dankbarkeit

Gehe vollständig in das Gefühl der Dankbarkeit, denn Dankbarkeit ist der Schlüssel zum Glück. Kennst du den Spruch: „Nicht die Glücklichen sind dankbar, sondern die Dankbaren sind glücklich“? Wenn deine Blase meckert, dann bedanke dich bei ihr! Sie will dich nur schützen. Sage ihr, dass du dafür dankbar bist. Sei dankbar für alle Dinge um dich herum. Als ich zum Beispiel im Supermarkt stand, war ich dankbar für jedes einzelne Produkt, das man dort kaufen kann. Sei dankbar, dass du lebst. Sei deiner Lunge dankbar, dass du atmest. Bedanke dich bei der Sonne, dass sie scheint. Bedanke dich bei der Erde, dass sie sich dreht. Bedanke dich bei jeder Blume, die dir auf deinem Weg begegnet. So wirst du eins mit dir und der Welt. Gib dich dieser Welt hin. Du hast großes Glück, dass du hier sein darfst.

3. Das Gefühl steigt an und nimmt wieder ab

Jedes Gefühl steigt an und nimmt wieder ab. Schließlich ist es nichts weiter als Chemie. Du spürst die Angst, der Harndrang steigt an, immer weiter und weiter. Dann wird es ganz schlimm. Du denkst: „Hilfe! Ich muss! Jetzt! Sofort!“ Es wird auch wieder abfallen. Das heißt: Gib nicht nach. Das Gefühl verschwindet wieder. Die Chemie im Körper braut sich zusammen, kommt auf ein Maximum und wird wieder abgebaut. Sei dir dessen stets bewusst. Oft sind es nur 20 Minuten. Also halte durch! Du schaffst das!

4. Achtsamkeit

Achtsamkeit bedeutet, nur in diesem Moment zu sein, ohne ihn zu bewerten. Das ist das Ziel. Das muss man allerdings wirklich üben! Am besten fängst du damit schon zu Hause an: Wenn du zum Beispiel morgens unter der Dusche stehst, dann denke nicht an all die Dinge, die dich nachher auf der Arbeit erwarten, sondern konzentriere dich ausschließlich auf das Wasser. Spüre jeden einzelnen Wassertropfen, der deine Haut berührt. Nimm es bewusst wahr. Sei nur in diesem Moment. Nur im Hier und Jetzt. Und das, ohne zu bewerten. Fange noch heute an, Achtsamkeit zu trainieren. Am besten tagtäglich. Wenn du achtsam bist, wirst du die Momente, in denen der Harndrang dich überfällt, besser meistern können.

5. Mantra

Es ist schwer, in das Gefühl der Dankbarkeit und Achtsamkeit in genau den Situationen zu gehen, in denen das Gefühl der Flucht so stark ist, dass du lieber tot umfallen würdest. Aus diesem Grund hatte ich mir ein Mantra entwickelt, welches ich vor mich hin gebetet habe. Mein Mantra ging so: „Ich bin jetzt und hier richtig. Hier gehöre ich hin. Genau hier. Hier und jetzt bin ich ganz. Hier und jetzt bin ich richtig ..." Das heißt, wenn du zum Beispiel im Auto oder im Bus sitzt, wenn du wieder in deinen Gedanken des Harndrangs gefangen bist, wenn du nur noch flüchten willst, was du logischerweise in diesem Moment nicht kannst, dann bete dir dein Mantra vor. Rauf und runter. Immer wieder und wieder – gebetsmühlenartig.

6. Sprich mit deiner Blase

Hier unterscheide ich zwei Varianten. Erstens sprichst du mit ihr im Sinne von: „Ja, ich weiß, ich höre dich. Wir schaffen das. Halte noch ein bisschen durch. Ich weiß, du bist stark und gesund. Du musst noch gar nicht. Wenn wir zu Hause sind, dann kannst du gehen. Ich vertraue dir. Du bist lieb und gut." Auch kannst du ihr einen Namen geben. Ich hatte eine Klientin, deren Blase ‚Mein Liebchen' hieß. So kannst du sie direkt ansprechen. Zweitens sprichst du mit ihr wirklich, das heißt, du lässt sie antworten. Das kannst du in den Momenten machen, wenn sie zickt, aber auch, wenn sie gerade friedlich ist. Wenn du zum Beispiel zu Hause auf der Couch liegst, dann frage sie doch einmal, warum sie mit dir meckert. Sie wird dir antworten. Vielleicht schickt sie dir auch Bilder oder Gefühle. Immerhin hat sie einen Grund. Du kannst übrigens mit allen deinen Organen sprechen. Es ist eine Art der Meditation und der Zugang zum Unbewussten. So werden deine Selbstheilungskräfte freigesetzt.

7. Skalenfragen

Skalenfragen sind ein schönes Element aus der Systemischen Therapie. Hier stellst du dir immer, wenn der Druck kommt, die Frage: „Auf einer Skala von 1 bis 10 – wie heftig ist der Drang gerade?" Du wirst sehen, dass es meistens gar nicht so schlimm ist, wie du dachtest, denn du bist verdammt stark und hältst eine Menge aus!

8. Welche Farbe hat das Gefühl?

Um das Gefühl ganz bewusst wahrzunehmen, stellst du dir einfach mal vor, welche Farbe es gerade hat. Das Gleiche kannst du auch machen mit: Wo genau ist die Angst gerade in deinem Körper? Wo strahlt es hin? Hat es eine Form? Hat es einen Geruch? Vielleicht glitzert und funkelt es auch? So gibst du diesem Gefühl Raum. Vergiss nie: Wichtig ist, es anzunehmen und niemals dagegen zu arbeiten!

9. Nimm deine Angst an die Hand

Das ist auch ein sehr schönes Tool[34] gegen die Angst. Wenn sich alles nur noch um Flucht und Panik dreht, dann stelle dir doch einmal diese Angst als Lebewesen vor. Meine Angst ist ein kleines, schwarzes und flauschiges Monsterchen mit großen Kulleraugen. Es wird riesig, wenn ich mich dagegen wehren will. Es wird größer und stärker. Die Angst übermannt mich. Ab sofort machst du das Gegenteil: Du nimmst deine Angst an die Hand! Mein kleines, pelziges Monsterchen versteckt sich eigentlich immer hinter meinen Fersen und guckt mich mit seinen Kulleraugen an. Dann nehme ich es auf den Arm und sage: „Ich weiß, dass du Angst hast, aber gemeinsam schaffen wir das! Ich werde dir zeigen, dass die Situation gar nicht so schlimm ist, wie du denkst. Was soll im schlimmsten Fall schon passieren?“ Plötzlich wirst

34. Tool = Werkzeug/Methode.

du stärker und größer als deine Angst. Deine Angst wird ganz klein. Am Ende passt mein kleines, flauschiges Pelztierchen nur noch in eine meiner Hände. Dass es da ist, ist gut so. Du weißt, dass Angst ein Überlebensmechanismus ist. Die Angst will nichts weiter, als dich zu schützen. Sie hat ein Recht darauf, da zu sein. Es wäre sogar schlimm, wenn sie nicht da wäre! Fange an, sie zu lieben! Mache deine Angst zu deinem besten Freund!

10. Gedanken ziehen lassen

Das ist auch ein sehr wichtiges Tool. Ich habe schon viele Bücher gelesen, in denen behauptet wird, das Ziel sei die Kunst des Nichtdenkens. Man sollte an gar nichts denken. Du musst die Macht über deine Gedanken haben. Schließlich bist du ja der Denker deiner Gedanken. Und so weiter. Ich sage: Was soll das? Entschuldigung, aber wenn das Ziel sein sollte, nicht zu denken, dann können wir zurück in den Wald gehen und uns wieder auf einen Baum setzen! Wir haben so einen tollen Denkapparat! Mehr Nervenzellen als Sterne im Universum! Und dann sollen wir es ausschalten? Setze dich hier niemals unter Druck! Gedanken kommen! Deshalb ist das Ziel nicht, nichts zu denken, sondern deine Gedanken ziehen zu lassen, wie Wolken am Himmel. Und zwar, ohne sie zu bewerten!

Wenn du also abends im Bett liegst und dann wieder diese bösen Gedanken kommen, wie: „Oh Gott, morgen ist Betriebsausflug. Ich muss mit dem Bus fahren. Es wird wieder eine Qual“, dann lasse sie kommen. Aber lasse sie vorbeiziehen, ohne sie zu bewerten und ohne dich über dich selbst zu ärgern oder, schlimmer noch, dich in der Theatralik zu verlieren. Ich stelle mir immer vor, ich liege auf einer Wiese, über mir der Himmel. Ich schaue in den Himmel. In jeder Wolke kommt ein neuer Gedanke vorbeigeflogen. Ich schaue aber nur. Und ich lasse diese Wolke einfach weiterziehen. Dann kommt die nächste Wolke mit dem nächsten Gedanken. Auch sie zieht weiter. Du wirst also zum Beobachter deiner Gedanken. Einer meiner Klienten hat sich auch ein schönes Bild hierfür ausgedacht: Er stellt sich seine Gedanken wie Nachrichten auf seinem Tablet oder Smartphone vor und wischt sie dann einfach mit der typischen Bewegung weg. Einfach weiterwischen!

11. Die Wasserflasche

Um die Angst zu verlieren, ich könnte mir in die Hose machen, hatte ich immer eine kleine Flasche Wasser in meiner Handtasche dabei. Was es damit auf sich hat, erfährst du gleich. Es gibt auch einige Betroffene, die vorsorglich Einlagen tragen. Einer Klientin reichte sogar schon ein kleines Taschentuch, um die Angst abzuwehren. Tatsächlich hatte auch ich mir ein riesiges Paket Inkontinenzeinlagen bestellt. Geöffnet habe ich es jedoch nie. Dafür hatte ich meine Wasserflasche. Mein Plan sah so aus: Wenn ich wirklich einpinkeln sollte, dann hole ich schnell meine Flasche raus, tue so, als ob ich trinken würde, dann tue ich so, als ob ich gestolpert wäre, oder mich jemand angerempelt hätte und gieße mir das Wasser von oben an über mich drüber. Das nahm mir die Angst, weil ich damit sozusagen einen Plan B hatte.

12. Wechselsachen

Hier verhält es sich so, wie mit der Wasserflasche. Es geht darum, dass du die Angst verlierst. Wenn du es wirklich nicht mehr rechtzeitig zur Toilette schaffen würdest, dann hättest du Wechselsachen dabei. Was du auch mitnehmen kannst, sind alle möglichen Utensilien zum Unterwegs-Müssen (Papp-Trichter, Reisetoilette u. Ä.). Damit verlierst du deine Angst, weil dir, selbst im schlimmsten Fall, nichts passieren kann. Niemanden interessiert das. Wenn doch, dann sagst du ganz einfach, du hättest eine Blasenentzündung. Da kann das schon mal vorkommen. Das ist mir wirklich schon passiert.

Es war das erste und Gott sei Dank letzte Mal, dass ich in meinem Leben eine Blasenentzündung hatte. Ich war 14 und hatte bei meiner Freundin übernachtet. In einem kalten, alten Haus. Ich musste auf dem

Fußboden schlafen. Auf einer ultradünnen Luftmatratze! Ich war eine Nacht lang tiefgekühlt. Am nächsten Morgen ging es los, dass ich ständig auf Toilette musste. Am Vormittag war ich mit meinem Freund in der Stadt verabredet (der im Übrigen sehr eifersüchtig war, weil ich dort übernachtet hatte). Wir waren in der Drogerie. Und ich dachte: „Ich muss!" Also holte ich den Schlüssel für die Toilette an der Kasse (Warum nur, gibt es keine frei zugänglichen Kundentoiletten?), ging zur Toilette, wollte gerade meine Hose öffnen und schon lief es. Natürlich mussten wir noch auf den nächsten Bus warten. Kein Mensch hat es gemerkt! Niemanden hat es interessiert! Zu Hause angekommen, gingen die höllischen, typischen Schmerzen los. Es tut mir so leid für alle, die unter chronischen Blasenentzündungen leiden! Es sind höllische Schmerzen!

13. Körperhaltung

Dein Körper verrät einiges über dich, stimmt's? Deine Körperhaltung zeigt an, ob du glücklich oder traurig bist. Dein Körper reagiert auf deine Gedanken mit Gefühlen. Ob du willst oder nicht, er macht deine Seele sichtbar. Das heißt konkret, wenn die Angst kommt, dann sackst du zusammen. Deine Schultern hängen, dein Kopf senkt sich. Du kannst aber auch deine Körperhaltung verändern! Stelle dich selbstbewusst hin! Schultern hinter, Brust raus und lächle!

Dein Körper kann nicht anders, als Glückshormone freizusetzen! Weil er denkt, dass du glücklich bist! Vor vielen Jahren hatte ich im Fernsehen den mexikanisch-US-amerikanischen ‚Hundeflüsterer' gesehen. Cesar Millan, vielleicht kennst du ihn.

Es ging um einen Hund, der fürchterliche Angst in der Stadt hatte. Leider wohnte er mitten in einer Großstadt. Sein Frauchen konnte nicht mit ihm Gassi gehen. Er wehrte sich mit aller Macht, zog seinen Schwanz ein, kauerte sich zusammen. Es war schrecklich. Ich dachte mir: „Oh mein Gott, wie soll Cesar das jetzt hinkriegen? Wie soll dieser Hund nur seine Angst verlieren?" Ich war total gespannt! Du weißt, was Hunde machen, wenn sie Angst haben? Richtig, sie klemmen ihren Schwanz zwischen die Hinterbeine. So reagiert ihr Körper bei Angst. Was hat also Cesar gemacht? Er hat den Schwanz einfach oben an der Leine festgebunden, sodass der Hund ihn nicht mehr einziehen konnte! Das Ergebnis: Entspannt und selbstsicher marschierte er über den Fußgängerweg! Warum? Weil der Körper Glückshormone ausschüttet! Deshalb ist es so wichtig, dass du, egal wie schlecht es dir in diesem Moment auch gehen mag, trotzdem erhobenen Hauptes weiterläufst!

14. Anspannen/Entspannen

Dein Körper setzt alle Hebel in Bewegung, um dich zu entspannen, nachdem du dich angespannt hast. Wenn der Druck kommt und mit ihm die Angst, dann spanne deine Fäuste an. So fest, dass sich deine Fingernägel schon fast in deine Haut eingraben. Lasse dann los und fühle ganz bewusst die Entspannung. Das Gleiche kannst du mit allen anderen Muskeln deines Körpers tun. Auch so durchbrichst du den Teufelskreis.

15. Rechnen

Um dich abzulenken, kannst du Mathematik-Aufgaben in deinem Kopf rechnen. Damit meine ich nicht, einfach nur das bis-10-Zählen, denn das bringt überhaupt nichts. Es muss schon ein bisschen schwieriger sein! So musst du andere Gehirnareale aktivieren und dein Fokus wird von der Blase weggelenkt. Zähle zum Beispiel rückwärts von 300 in 7-er Schritten. Falls dir das zu leicht sein sollte, dann denke dir eine schwierigere Aufgabe aus.

16. Imaginäres Kamerateam

Das war eine meiner Lieblingsmethoden. Hier veränderst du gleichzeitig deinen Körper, deinen Fokus und deine Stimme. Du stellst dir vor, du wärst ein

Reisemoderator und ihr dreht gerade eine neue Reisedokumentation. Das heißt, um dich herum ist ein ganzes Kamerateam! Du bist mitten in deinem Job! Du musst einfach funktionieren! Deshalb veränderst du automatisch deine Körperhaltung, du lächelst, du strahlst und du sagst in einer tollen Powerstimme in deinem Kopf: „Und hier sehen sie das und das. Und dort das und das! Ist das nicht toll?" Dein Fokus ist auf das Außen gerichtet, dein Körper und deine Stimme verändern sich. Einfach grandios! Probiere es aus!

17. Safe-Place

Der Safe-Place heißt zu Deutsch ‚Sicherer Ort'. Egal wo du bist, du bist an deinem sicheren Ort. Auch das ist eine Imaginationsübung, das heißt, du stellst dir einen sicheren Ort vor. Vielleicht einen Wald oder eine Wiese? Wo du dich am wohlsten fühlst. Diesen Ort hast du die ganze Zeit bei dir. Wie eine Blubber-Blase um dich herum. Du bist an deinem sicheren Ort. In dieser Blase. Mit einer Schutzhülle.

18. Tornado

Der Tornado ist auch eine schöne Übung. Du stellst dir vor, du würdest im Auge des Tornados stehen. Im Auge ist es nämlich vollkommen ruhig. Absolute Windstille. Um dich herum herrschen Krach, Stress,

Hektik. Lasse die Menschenmengen, all die Autos, den Straßenlärm, was auch immer um dich herum, einfach sein. Denn du stehst im Auge des Tornados. Völlig ruhig. Beobachte all die Dinge, die im Tornado um dich herumfliegen, sie kommen nicht zu dir heran.

19. Ändere deine Stimme

Wenn du traurig, ängstlich oder gestresst bist, verändert sich deine Stimme. Also ändere sie, wie deinen Körper auch, in den Modus: glücklich und kraftvoll. Auch hier werden ganz automatisch Glückshormone freigesetzt. Das Schlimme ist, dass wir immer in so einen weinerlichen Ton verfallen und dadurch alles noch verstärken. Ich meine damit nicht nur deine Stimme, wenn du sprichst, sondern auch die Stimme in deinem Kopf! Lasse sie kraftvoll werden! Du bist, wie deine Stimme ist!

20. Songtext/Gedicht

Um dich abzulenken, kannst du auch schöne Musik hören oder einfach in deinem Kopf deinen Lieblingssong singen. Vielleicht hast du auch ein Lieblingsgedicht, welches du in deinem Kopf rezitieren kannst? Mein Lieblingsgedicht ist Prometheus von Johann Wolfgang von Goethe. Dieses Gedicht habe ich mir immer innerlich vorgetragen: „Bedecke deinen Himmel, Zeus, mit Wolkendunst! Und übe, knabengleich, der Disteln köpft, an Eichen dich und Bergeshöh'n…" Gleichzeitig veränderst du auch hier deine Stimme. Erhebe deine Stimme!

21. Schalter Freude/Schmerz

Unser Gehirn hat nur zwei Schalter: ‚Schmerz vermeiden' und ‚Freude erleben'. Leider ist der Schalter ‚Schmerz vermeiden' immer der, der zuerst anspringt. In den Momenten, in denen deine Blase wieder Druck macht, zum Beispiel bevor du das Haus verlassen möchtest, geht der Schalter ‚Schmerz vermeiden' an. Dein Gehirn sagt dir: „Geh nochmal! Wir wollen nicht, dass draußen etwas passiert! Nur zur Sicherheit! Vielleicht kommt noch etwas!" Brav folgst du deinem Gehirn und gehst. Auf der Toilette setzt das Gefühl der Belohnung ein – ‚Freude erleben'. Dieser Kreislauf funktioniert so gut, weil es mit deinem Belohnungssystem gekoppelt ist. Wie eine Droge. Dann gehst du wieder zur Haustür und das gleiche Spiel geht von vorn los.

Ab sofort drehst du die beiden Schalter einfach um! Immer, wenn du nur aus ‚Sicherheitsgründen' auf die Toilette gehst, dann sagst du dir: „Schmerz, Schmerz, Schmerz. Hier ist nicht gut! Das ist nicht schön! Hier ist keine Belohnung!" Immer, wenn du an der Toilette vorbeiläufst und nicht in die Versuchung gerätst, sagst du dir: „Freude, Freude, Freude. Das ist schön! Das ist prima!" So schaltest du die zwei Knöpfe um. Dein Gehirn wird lernen, dass du dich freust, wenn du nicht gehst, und du traurig bist, wenn du gehst. Es versteht das und wird nun alles daransetzen, das zu verinnerlichen. So baust du mit deinen Nervenzellen neue Autobahnen in deinem Kopf. Die alten, die nicht mehr genutzt werden, werden abgebaut.

22. Feiere deine Erfolge

Je größer die Emotionen, desto größer der Lerneffekt. Erinnere dich einmal an deine Schulzeit. Das, was dir am meisten Spaß gemacht hat, konntest du wesentlich leichter und schneller lernen, als das, was du nicht mochtest. Genauso ist es auch anders herum: Je schlimmer etwas war, desto mehr kannst du dich daran erinnern. Du weißt bestimmt noch, was du am 11. September 2001 gemacht hast (Für die, die so bis 1990 geboren sind). Das heißt: Du lernst leichter und schneller etwas, wenn du es mit großen Emotionen verknüpfst. Deshalb musst du deine Erfolge riesengroß feiern! Wenn du einen guten Moment hattest, in dem deine Blase ganz ok war, dann feiere das! Mache es riesengroß in deinem Kopf! Das ist ein Erfolg! Sei stolz auf dich und deine Blase! Brenn dir diese Momente in deinem Kopf ein und spule sie immer wieder und immer wieder ab! So werden deine neuen Nervenzellen schneller verknüpft.

23. Machen trotz Angst

Vermeide auf gar keinen Fall die Situationen, vor denen du Angst hast. Ich weiß, wie schwer das ist. Aber deine Vermeidungshaltung führt lediglich zur Verstärkung der Symptome, weil auch hier wieder der Belohnungseffekt einsetzt. Dein Gehirn will dich schützen, du bleibst zu Hause, das Gefühl der Sicherheit setzt ein und dein Gehirn lernt: „Habe alles richtig gemacht!" Hat es aber nicht! Setze dich darüber hinweg! Um das zu schaffen, gibt es eine ganz einfache, aber entscheidende Frage: „Was könnte im schlimmsten Fall passieren?" Stelle dir diese Frage vor allen Situationen. Du wirst sehen, dass du, egal wie dramatisch du es dir ausmalen wirst, immer überlebst. Deshalb gehe in die Situationen hinein! Es gibt noch einen Unterschied zwischen erfolgreichen und nicht erfolgreichen Menschen – erfolgreiche Menschen gehen immer wieder durch ihre Angst hindurch! Das ist etwas, was du wie einen Muskel trainieren kannst.

24. Visualisieren & Manifestieren

Hier geht es darum, dass du dir schon im Vorfeld alle möglichen Horrorszenarien ausmalst. Du weißt nun, dass Gedanken wirkende Kräfte sind. Du weißt, dass dein Gehirn wie ein Spürhund ist und alles daransetzen wird, dir deine Wünsche zu erfüllen. Deshalb ist es so wichtig, dass du dir alle Szenarien im Vorfeld mit gutem Ausgang vorstellst. Male dir dein Leben in den buntesten und prächtigsten Farben aus! Weil ich weiß, wie schwer es ist, abends im Bett zu liegen und sich die morgige Busfahrt toll auszumalen, habe ich auch hier einen Tipp für dich: Stelle dir nur das Ergebnis vor! Stelle dir also nicht die ewig lange Busfahrt vor, sondern nur den Moment, wie du nach Hause kommst und deinem Schatz erzählst: „Es war super! Alles ist richtig gut gelaufen!" Diese kurze Szene kannst du immer wieder im Kopf durchspielen. Wichtig beim Visualisieren ist, dass du es mit all deinen Sinnen tust! Fühle die Freude! Nimm die Gerüche, den Geschmack, die Geräusche wahr! Nimm wahr, wie es sich anfühlt, wenn du deinen Schatz umarmst, von ihm einen Kuss bekommst und er sagt: „Super! Ich bin stolz auf dich!"

25. In Relation setzen

Das ist auch eines meiner Lieblingstools. Es geht darum, die Intensität deiner Probleme abzuschwächen. Wir selbst sind nämlich diejenigen, die sie ganz groß werden lassen. Doch wenn du dein Problem in Relation setzt, wirst du feststellen, dass es gar nicht mehr so groß ist, wie du anfangs dachtest. Hier ein Beispiel: Wenn ich einen Pickel habe und dann vor dem Spiegel stehe und denke: „Wie schrecklich! Der Weltuntergang!", dann mache ich mir bewusst, dass andere Menschen vielleicht gar keine Haut mehr im Gesicht haben oder an schlimmen Krankheiten leiden. Wann immer ich also ein Problem habe, setze ich es in Relation. Plötzlich verpuffen meine Probleme! Automatisch setzt die Dankbarkeit ein: „Danke, dass ich nur einen Pickel habe!“

26. Toilettentraining

Hier wollen wir den typischen Teufelskreis – „Angst vor Inkontinenz – häufige Miktion – reduzierte Blasenkapazität – früher Harndrang“[35] durchbrechen. Das geht am besten, wenn man die Zeiten zwischen den Toilettengängen verlängert! Haha! Ich weiß, wie schwer es ist, wenn dich der plötzliche Harndrang überfällt! Jeder sagt dir: „Geh nicht, zögere es hinaus.“ Wie soll das gehen?

Auch hierfür habe ich einen tollen Tipp: Diesen Gedanken hatte ich in einem Podcast gehört, von einer trockenen Alkoholikerin. Sie sagte, dass, wenn man einem Alkoholiker sagen würde: „Du trinkst nie wieder Alkohol!“, dann ist das einfach unmöglich! Aber, wenn man sich sagt: „Ich schaffe fünf Minuten ohne Alkohol“, dann ist es für das Gehirn annehmbar. Realistisch. Also, sage dir ab sofort: „Noch fünf Minuten schaffe ich.“ Wenn du diese geschafft hast, dann schaust du wieder auf die Uhr und sagst dir: „Na, fünf Minuten schaffe ich auch noch!“ Das funktio-

35. Diederichs (2001): S. 313.

niert! Automatisch verlängern sich die Zeiten. Schon bald weißt du: „Na, drei Stunden schaffe ich!“

27. Egal-Einstellung

Die Egal-Einstellung ist vor allem bei den Männern beliebt. Sie gehen mit der Einstellung heran: „Ist mir egal!“ Auch ich fand diese Einstellung toll! Abgesehen davon weißt du jetzt, dass es niemals daneben gehen wird. Wenn dir dieser Gedanke noch nicht ausreicht, dann denke einfach: „Und wenn doch, na und, wen interessiert das schon?“ Niemanden! Einer meiner Klienten fährt jetzt auf der Autobahn an jeder Raststätte vorbei und zeigt den Toiletten den ‚Stinkefinger‘!

28. Festhalten/Loslassen

Um wieder ein innerliches Gefühl der Macht über deinen Urinstrahl zu bekommen, kannst du auch deine Blasenmuskeln trainieren. Wenn du auf der Toilette sitzt, dann unterbrichst du den Strahl. Das heißt, du lässt laufen und stoppst. Dann wieder loslassen. Dann wieder festhalten. So bekommst du das Gefühl zurück, dass du der Chef bist! Werde dir dessen wieder bewusst!

29. Akrostichon

Dahinter steckt eine tolle Methode. Um herauszufinden, was du über gewisse Dinge denkst, bildest du aus den Buchstaben eines Wortes neue Worte. Zum Beispiel nimmst du das Wort STRESS und bildest zu jedem Buchstaben ein Wort, welches dir als erstes einfällt. So bekommst du heraus, welche Bedeutung es für dich hat. Du kannst besser verstehen, warum es ein Problem für dich ist. Dann hinterfragst du, ob es wirklich stimmt! Du setzt dich also explizit damit auseinander. Schließlich hast du die Möglichkeit, dieses Wort für dich neu einzufärben, sprich diesem Wort, diesem Problem, eine neue Bedeutung zu geben.

30. Affirmationen/Glaubenssätze

Deine dir undienlichen Glaubenssätze bremsen dich aus. Deshalb ist es so wichtig, dass du sie aufspürst und aus deinem Leben verbannst! Wenn du einen negativen findest, wie zum Beispiel: „Alles geht schief", „Immer kriege ich alle Arbeit", „Ich schaffe das nicht" usw., dann schreibe ihn bitte auf. Entweder nimmst du dir eine alte CD, als Symbol für dein altes ‚Programm', oder einfach ein Papier. Dann vernichtest du diesen Glaubenssatz! Feierlich! Zerkratze die CD mit aller Wucht! Verbrenne das Papier! Vergrabe es in deinem Garten, feiere eine Beerdigung! Oder spüle es im Klo hinunter! Für jeden alten Glaubenssatz, entwickelst du einen neuen Glaubenssatz. Wichtig ist, dass dieser kein ‚nicht' oder ‚kein' enthält, weil dein Gehirn diese Worte nicht versteht.

Hier der Beweis: „Denke jetzt nicht an eine schöne, bunte Blumenwiese!“ An was hast du gedacht? Diese neuen Glaubenssätze wie: „Meine Blase ist stark und gesund“, „Ich schaffe das“, „Ich bin wertvoll“ usw. impfst du dir ein! Stelle sie dir als Bildschirmhintergrund auf deinem Handy ein, klebe sie dir an die Wand oder an den Badezimmerspiegel. Auf meiner Homepage www.lisa-kellner.de kannst du dir meine Affirmationen auch kostenlos herunterladen. Höre sie täglich! Sie werden dein Leben verändern!

SCAN ME!

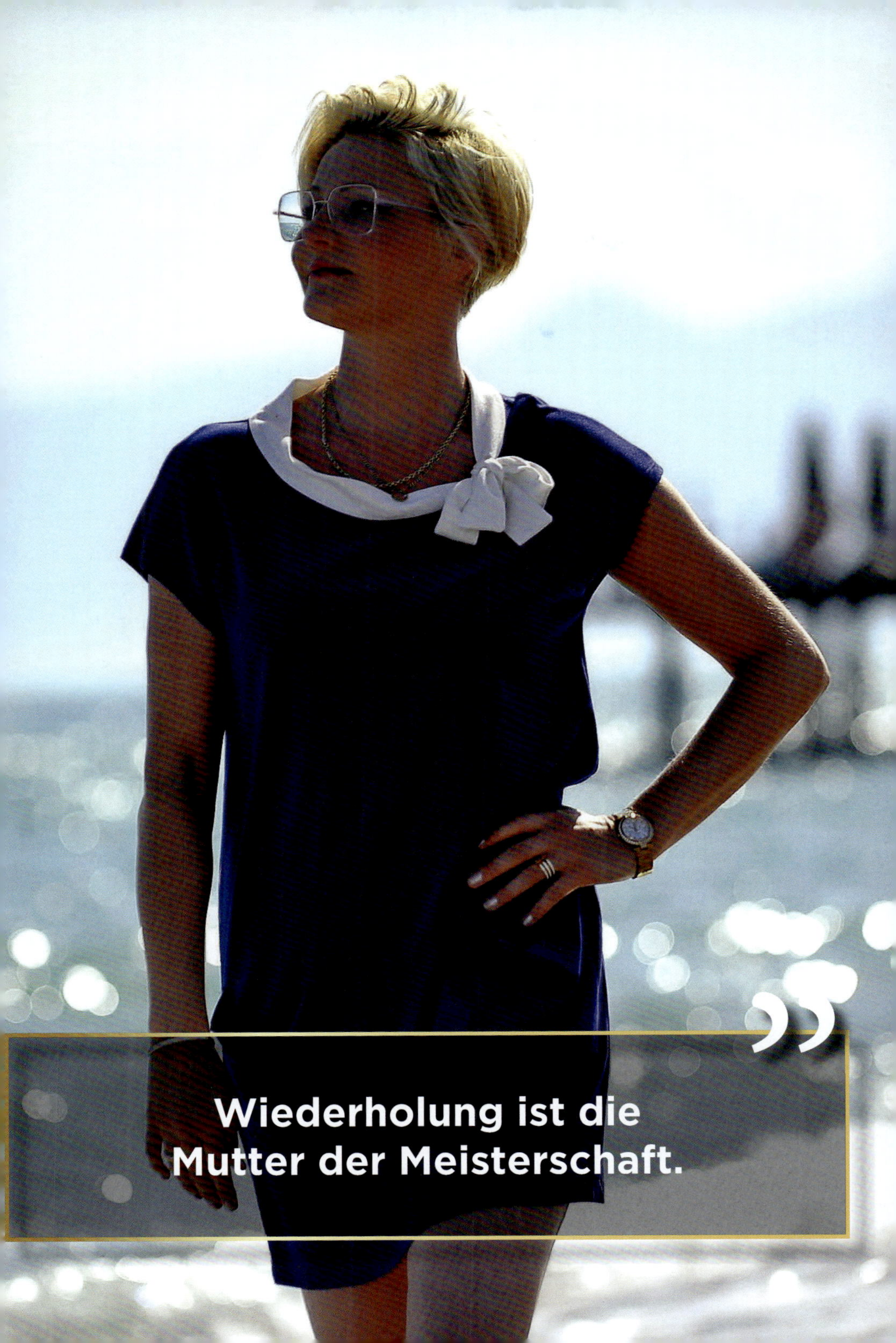

„Wiederholung ist die Mutter der Meisterschaft.“

3.6 ZUSAMMEN-FASSUNG

Meine Suche nach Lösungsansätzen dauerte viele Jahre. Einerseits, weil ich mir das Wissen mühsam zusammensuchen musste und andererseits, weil ich anfangs auf den falschen Pfaden unterwegs war. Denn gerade in der Psychosomatik liegt ein altbekanntes Problem vor, so Frau Prof. Dr. Dr. Huber:

„Psychosomatische Beschwerden chronifizieren, da sie zu lange allein im Rahmen der somatischen Medizin behandelt werden und der Psychosomatiker erst sehr spät im Sinne einer Negativdiagnostik („wenn es nicht körperlich ist, dann ist es psychisch“) hinzugezogen wird. Die durchschnittliche Beschwerde- und Leidensdauer bis zum Beginn einer psychosomatischen Behandlung hat sich in den letzten 50 Jahren zwar reduziert (1958 noch zwölf Jahre, jetzt fünf Jahre) – doch kann hier nicht nur mit Blick auf die individuelle Leidenszeit, sondern ebenso unter gesundheitsökonomischen wie behandlungstechnischen Gesichtspunkten selbstkritische Reflexion ärztlichen Handelns von Vorteil sein. Dies könnte nicht nur unnötige, potenziell schädigende medizinische Prozeduren vermeiden helfen, sondern bei manchen Patienten auch den Leidensweg verkürzen und die geringer werdenden Ressourcen unseres Gesundheitssystems schonen.“[36]

Wenn du nichts unternimmst, dann werden sich deine Symptome höchstwahrscheinlich chronifizieren.

36. Huber et al. (2010): S. 380.

Was dann passiert, hat Frau Prof. Dr. Doggweiler zusammengefasst:

„Sorge und Angst quält Patienten die unter unerklärbaren chronischen Schmerzen leiden. Sie fürchten an einer unerkannten ernsthaften Krankheit zu leiden, vermeiden Aktivitäten, die Schmerzen verschlimmern könn(t)en und machen sich Sorgen um Familie, Arbeit und ihre finanzielle Situation. Depression und depressive Verstimmung können eintreten infolge von dauernden Schmerzen, Verlust wertvoller Aktivitäten, Schlafstörungen, Konzentrationsschwierigkeiten und der Hoffnungslosigkeit eine Lösung der Beschwerden zu finden – was heißt, kein sich lohnendes Leben mehr führen zu können. Dies führt zu „Catastrophizing“, eine Tendenz zur Überschätzung des Bedrohungswerts der Schmerzen und das Gefühl von Hoffnungslosigkeit und Hilflosigkeit gegenüber den als bedrohend empfundenen Umständen. Das Leiden unter chronischem Schmerz kann zu Depression und Angststörungen führen. Nicht selten folgt ein sozialer Rückzug. Chronische Schmerzen können nur erklärt und behandelt werden, wenn die biopsychosoziale Einheit des Menschen betrachtet wird. Wechselwirkungen zwischen Umwelt und Individuum sind von zentraler Bedeutung für die Aufrechterhaltung der Gesundheit sowie die Entstehung und den Verlauf der Krankheit.“[37]

37. Doggweiler et al. (2021): S. 571.

Deshalb bitte ich dich schließlich, so schnell wie möglich professionelle, allumfassende Hilfe, unter der Berücksichtigung der bio-psycho-sozialen Einheit des Menschen, anzunehmen sowie das Gelernte aus diesem Buch umzusetzen! Auch weil „tierexperimentell der Nachweis gelungen ist, dass psychischer Stress die Blasenmastzellen[38] der Ratte aktiviert.“[39]

38. Mastzellen spielen für das Immunsystem, die Wundheilung und bei der Abwehr von Pathogenen eine wichtige Rolle. (https://flexikon.doccheck.com/de/Mastzelle)
39. Diederichs (2001): S. 313.

4. FAZIT

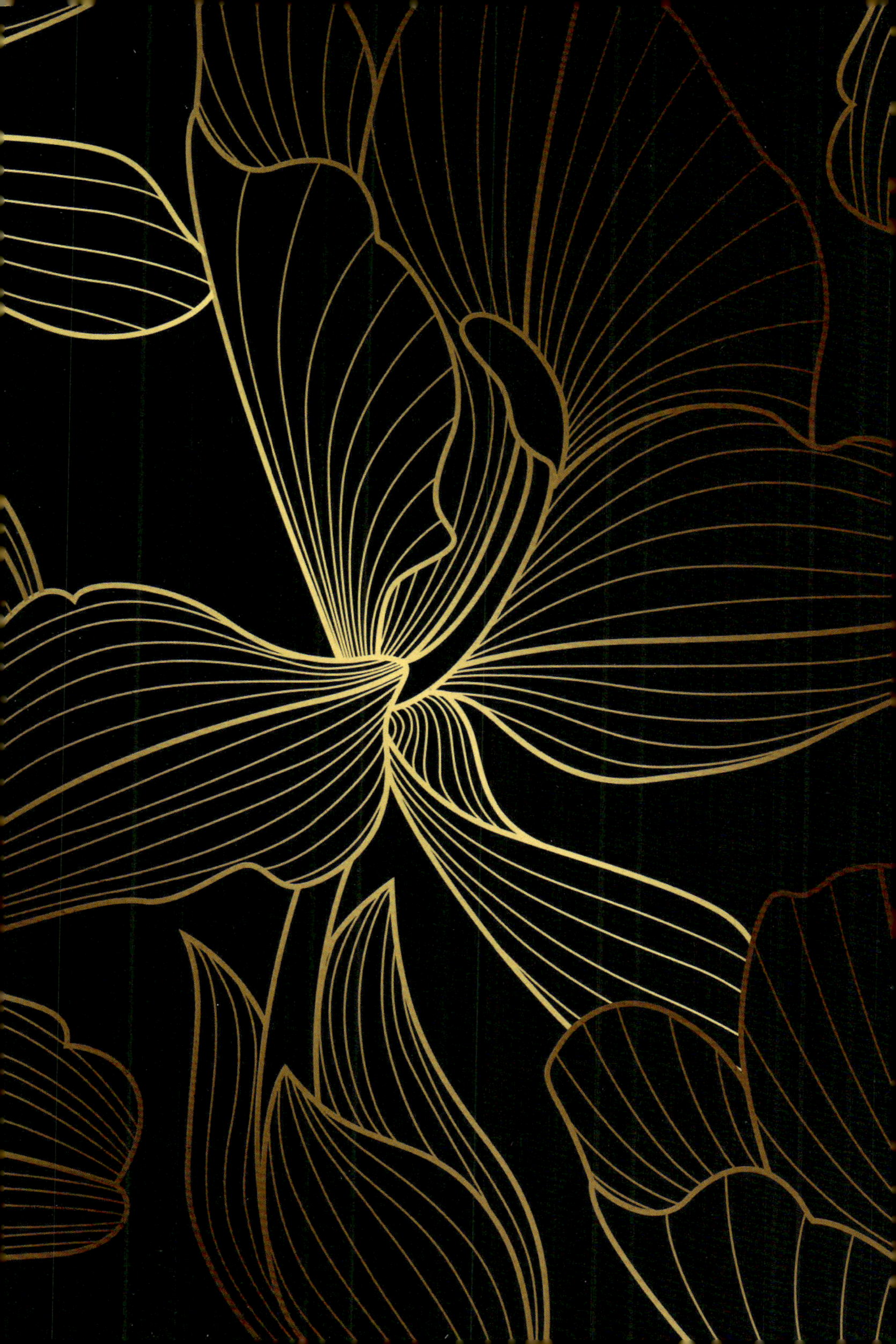

Ich hoffe, du konntest viele wertvolle Impulse für dich mitnehmen. Du hast gesehen, was die Ursachen der Reizblase sein können. Und du weißt nun, dass sie heilbar ist! Das geschieht, wenn du zum Schöpfer deines Lebens wirst! Anfangs dachte auch ich: „Das kann doch nicht so einfach sein." Heute weiß ich, dass es so ist. Ich will, und das habe ich mir damals geschworen, dass keiner unter einer Reizblase so leiden muss, wie ich es musste. Es gab niemanden, der mir den Weg zeigte. Kein Buch, das mir erklärte, was ich habe und was zu tun ist. Nun hast du die Möglichkeit, schneller ans Ziel zu kommen.

Stelle dir mal vor, du würdest gerne einen sehr hohen Berg besteigen. Du sitzt nun im Flugzeug und bist auf dem Weg dorthin. Im Flugzeug hast du die Möglichkeit, mit einer der drei folgenden Personen zusammenzusitzen und zu reden: Person 1 hat den Berg noch nie bestiegen, aber etliche Zertifikate gemacht und sich bestens, zumindest auf theoretischer Ebene, vorbereitet. Person 2 hatte schon einmal versucht, den Berg zu besteigen, ist jedoch gescheitert und fliegt nun ein zweites Mal dorthin, um es erneut zu probieren. Person 3 hat den Berg schon mehrfach erfolgreich bestiegen. Neben welcher dieser drei Personen möchtest du sitzen?

Weißt du, was das Schönste im Leben ist? Wenn du dein Wissen weitergeben darfst. Wenn du siehst, dass das, was du geschafft hast, für alle erreichbar ist. Ich bin nicht anders als du. Auch für dich, für absolut jeden Menschen ist das möglich. Noch sitzt du hinten im Bus deines Lebens. Wann stehst du auf und setzt dich ans Steuer? Wann wirst du zum Busfahrer? Ich wünsche mir, dass auch du dich von dieser Qual befreien und endlich das gesunde, glückliche und selbstbestimmte Leben führen kannst, von dem du träumst! Wenn du nun spürst, dass dieser Weg der richtige für dich ist, dann freue ich mich, dich in einem kostenlosen Beratungsgespräch kennenzulernen. Melde dich dazu jetzt auf meiner Homepage www.lisa-kellner.de an und wir schauen, wie wir deinen Weg gemeinsam gehen können. Wenn ich es geschafft habe, so wie meine Klienten, die ich erfolgreich auf ihrem Weg begleiten durfte, dann schaffst du es auch! Denn du bist viel größer, als du denkst! Das werde ich dir beweisen!

Platz für Notizen

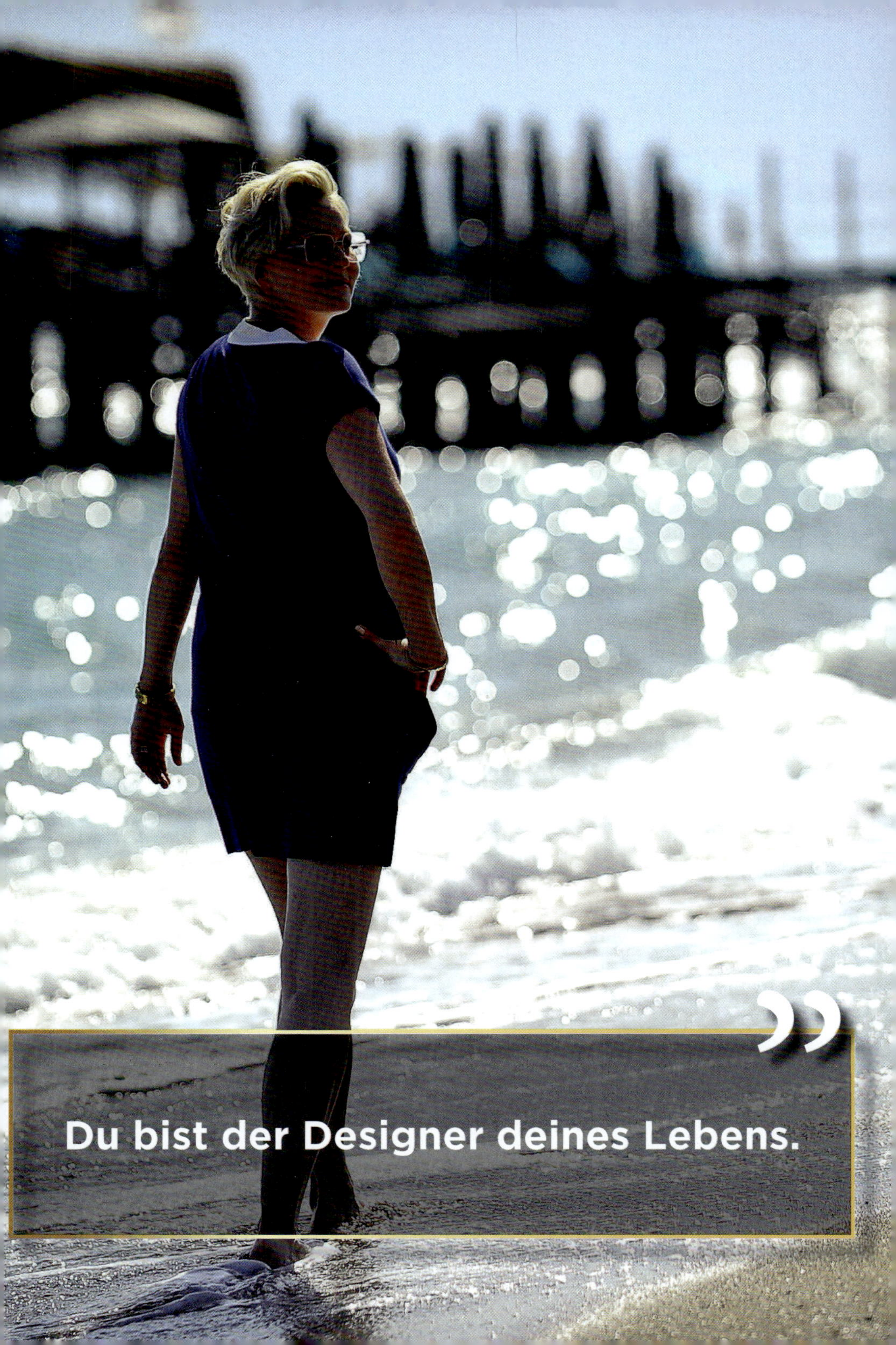
Du bist der Designer deines Lebens.

5. ERFAHRUNGS-BERICHTE

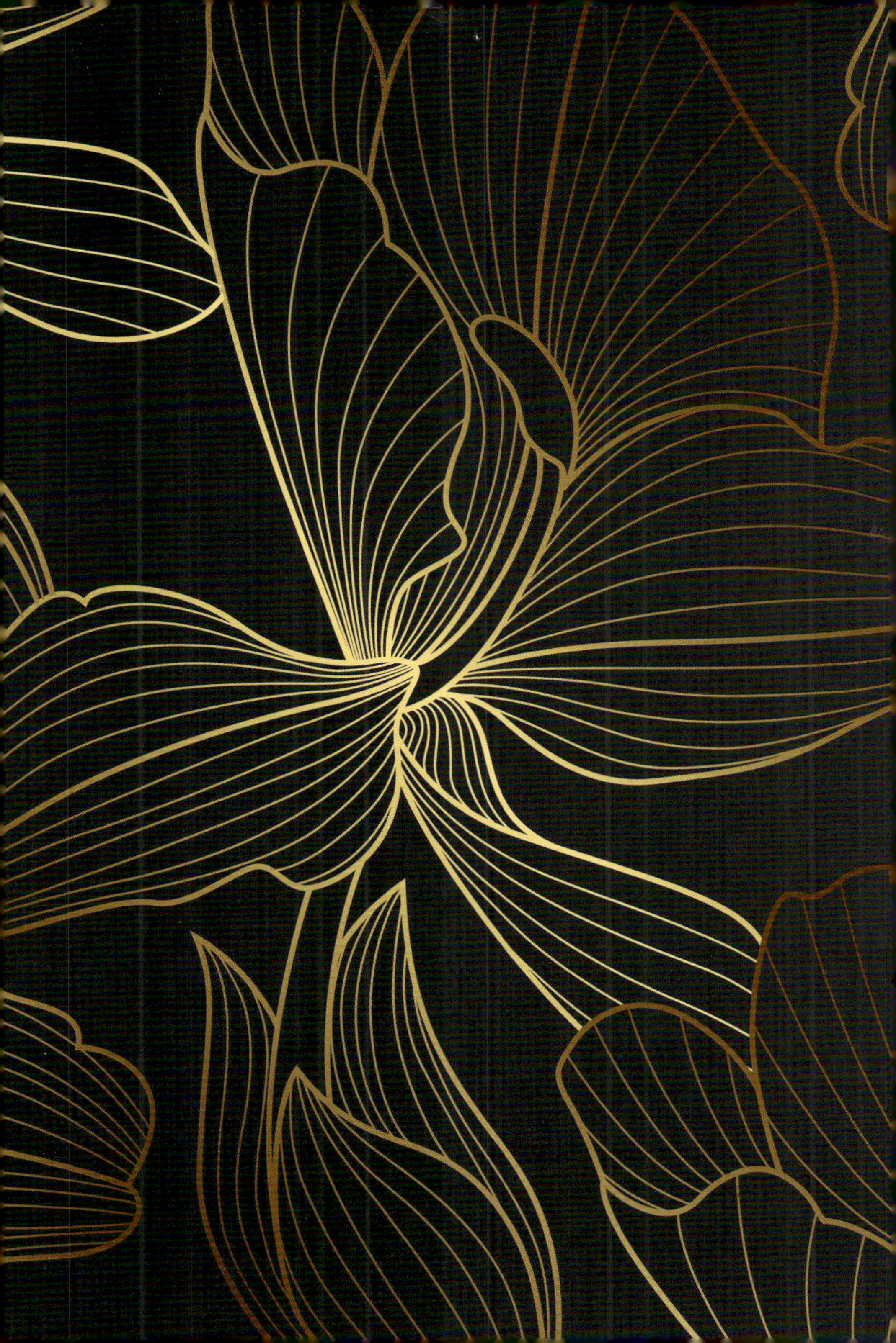

Sabine H.

„Gerade komme ich von einem einstündigen Spaziergang. Dies war vor ca. einem Jahr für mich kaum denkbar. Da ich, kaum hatte ich das Haus verlassen, das Gefühl hatte, schon wieder dringend pinkeln zu müssen.

Als mir auffiel, dass meine Kinder mich nachmachten und auch viel öfter auf Toilette gingen als früher (wegen ein paar Tröpfchen), war klar, ich brauche Hilfe, so kann ich/können wir nicht weitermachen. In einem Kommentar unter einem YouTube-Video bin ich auf Lisa gestoßen.

Lisa hat mir geholfen, meinen Alltag wieder, ohne ständig ans Pinkeln denken zu müssen, zu meistern. Lisa hat mir auch geholfen, meine Umwelt nicht nur durch meine Brillengläser wahrzunehmen, sondern auch mal durch die Brillengläser meiner Mitmenschen zu schauen. Das lässt meine Probleme oft sehr klein aussehen.

In gewissen Situationen kommen die alten Muster noch durch, aber ich schaffe es mit Sicherheit, diese auch noch zu brechen.
Ich empfehle das Coaching mit Lisa allen, die an einer Reizblase leiden und Hilfe suchen. Tausend Dank, liebe Lisa."

Lisa B.

„Mit ständig und plötzlich auftretendem Harndrang und der Frage ‚Was ist los mit mir?' lief ich von einem Facharzt zum nächsten. Diagnose: Reizblase, aber keine organische Ursache. Meine Beschwerden waren nicht weg. Ich stellte mir wiederum die Frage, was mir denn dann fehlt?!

Meine Gedanken kreisten nur noch:
... ich kann nicht mehr so leben, wie ich möchte.
... nie wieder Ausflüge, Urlaub etc.
Ich kannte alle öffentlichen Toiletten in meinem Umkreis. Ich war total eingeschränkt, denn meine Reizblase bestimmte mein Leben!

Nach stundenlangen Google-Suchen nach Antworten stieß ich letztendlich auf Lisa. Gott sei Dank – denn sie hat mir geholfen, mein ‚altes' Leben zurückzubekommen. Nein, sie hat mir geholfen, dass ich jetzt sogar ein noch besseres Leben habe. Das Online-Konzept von ihr und die flexible Zeiteinteilung machten alles kinderleicht. Durch ihre herzliche und offene Art waren die Gespräche sehr angenehm und ließ die Zeit wie im Nu verfliegen.

Mithilfe ihrer vielen Ratschläge, Tipps und Tricks merkte ich von Woche zu Woche eine Besserung bis hin zur vollständigen Ausheilung.

Ich bin ihr so sehr dankbar, dass ich nun meine Zeit wieder sinnvoll nutzen kann und so leben und alles genießen kann, wie ich möchte. Deine Zeit ist kostbar, deshalb verschwende sie nicht."

Paula

„Lisa hat ein mega tolles Coachingprogramm entwickelt. Ich würde es auch empfehlen, wenn man kein Reizblasenproblem hat, weil sie einem einfach auch in anderen Bereichen sehr weiterhelfen kann und extrem inspirierend ist.

Mir hat das Coaching sehr viel gegeben und nach jeder Session fühlte ich mich besser. Meine Ängste bezüglich der Reizblase wurden kleiner. Lisa kann einem viel mit an die Hand geben.

Ihre Expertise und Leidenschaft spürt man in jeder Sitzung und sie nimmt sich die Zeit, die man braucht, ohne Zeitdruck oder Stress.

Eine Empfehlung von Herzen an alle mit oder ohne Reizblase."

Marina

„Lisa bekommt von uns 5 Sterne!!! Meine Tochter hatte eine sehr starke Reizblase, mit der uns keiner weiterhelfen konnte, außer Lisa.

Lisa hat meiner Tochter in einer schwierigen Zeit weitergeholfen und ihr Halt gegeben. Lisa war telefonisch immer erreichbar. Wir empfehlen allen jungen Frauen, die eine Reizblase haben, das Online Coaching mit Lisa Kellner."

Anna

„Reizblase seit 7 Jahren, keine körperliche Ursache. Ich habe tatsächlich alles ausprobiert. Ich habe mit Lisa gearbeitet. Sie hat mir viel geholfen und ist immer für mich da."

Tatjana

„Schon seit ich ein Teenie war plagte mich immer wieder meine Blase; kaum, dass ich auf Toilette war, konnte ich schon wieder; kaum, dass ich ins Auto gestiegen war, drückte die Blase, bis zu einem Punkt an dem man denkt, gleich passiert ein Missgeschick. Zu den „besten Zeiten" rannte ich alle 20 min. auf Toilette, wenn ich unterwegs war, ob nun noch was kam oder nicht. Man zieht sich zurück, isoliert sich, richtet sein Leben danach, wo eine Toilette ist. Lebensqualität sieht anders aus!

In diesen Zeiten bin ich verzweifelt von Arzt zu Arzt gerannt, habe das Internet stundenlang durchforstet, alles an Pillen und Globuli gefuttert, was ging. Aber nichts hilft. Die Gedanken kreisen nur noch um eine Frage: Wo ist die nächste Toilette und was, wenn ich muss und es keine gibt? Autofahrten, U-Bahn, spontan etwas unternehmen, reisen — chancenlos. Nur zu Hause, wo man immer auf Toilette kann, da gibt die Blase Ruhe, oder wenn man abgelenkt ist durch Hobbies, dann kann man wieder stundenlang nicht an die Blase denken. Vor ungefähr einem Jahr wurde es so schlimm, dass ich mir einfach nicht mehr weiterzuhelfen wusste. Ich wusste aber eins: so geht es einfach nicht mehr weiter.

Dann fand ich Lisas Webseite und hab beschlossen, es einfach zu probieren. Die Onlinesessions ohne festes Zeitlimit sind super unkompliziert und man fühlt sich, als würde man sich mit einer guten Freundin treffen. Man spürt Lisas Leidenschaft und fühlt sich bei ihr aufgehoben und akzeptiert. Manchmal war es wirklich nicht einfach, diese alten, festgefahrenen Gewohnheiten und Gedankenmuster zu durchbrechen, aber Lisas Tipps und Ratschläge haben mir geholfen, es von Woche zu Woche immer wieder zu schaffen. Ihr Coaching hat mir geholfen, mich selbst und mein

Leben neu zu erkunden und meinen Alltag wieder viel besser zu meistern. Vor einem Jahr hätte ich nie gedacht, dass ich wieder sorglos meinen Alltag bestreite und reise, ohne dass mir jedes Mal die Gedanken an meine Blase dazwischenfunken und Panik und Angst verursachen.

Manchmal kommen noch Situationen, in denen die alten Muster durchbrechen, aber auch diese Situationen klappen mit Lisas Tipps. Ich danke Lisa von ganzem Herzen für ihre Zeit, ihre offene und herzliche Art, ihre Lebensfreude und ihre Leidenschaft. Sie hat dieselben Erfahrungen gemacht wie alle, die an Reizblase leiden und gerade deswegen fühlt man sich verstanden und angenommen; denn leider: Man muss es selbst durchlebt haben, um es wirklich zu verstehen. Und manchmal hilft es schon, verstanden und ernst genommen zu werden.

Jedem Menschen, der an einer Reizblase leidet und endlich sein Leben wieder sorglos leben will, kann ich nur von ganzem Herzen empfehlen, mit Lisas Coaching endlich ein für alle Mal der Reizblase ein Ende zu setzen."

Alex L.

„Ich leide seit etwa 30 Jahren an einer Reizblase. Seitdem habe ich vieles versucht. Zum Beispiel habe ich mehrere Psychotherapien und eine Hypnose-Therapie hinter mir. Zufällig bin ich dann im Internet auf die Seite von Lisa gestoßen.

Gleich beim ersten Kontakt hatte ich das Gefühl, dass mich endlich jemand wirklich versteht. Sie weiß was es bedeutet, immer dann auf die Toilette zu müssen, wenn es gerade nicht geht. Mir persönlich hat das Coaching sehr geholfen. Es ist natürlich ein Prozess, der sich nicht von heute auf morgen verändert. Aber ich kann mittlerweile entspannter einkaufen, Autofahren usw. Ich habe viel mehr Vertrauen in meinen Körper. So bin ich auch überzeugt, wenn ich weiter übe, dass das Problem bald ganz verschwinden wird. Ich habe neben der Verbesserung meiner Reizblase auch viele Dinge mitgenommen, die mich in anderen Lebenssituationen sehr unterstützen. Was mir besonders gut gefallen hat, ist zum einen, dass Lisa mit ihrer Begeisterung wirklich mitreißt. Zum anderen, dass die Zeit bei einer Sitzung keine Rolle spielt. Wenn eine Sitzung länger dauert, dann ist das eben so. Es wird nicht auf die Uhr geschaut. Zudem hat mir Lisa angeboten, mich jederzeit – auch jetzt noch – bei ihr melden zu können."

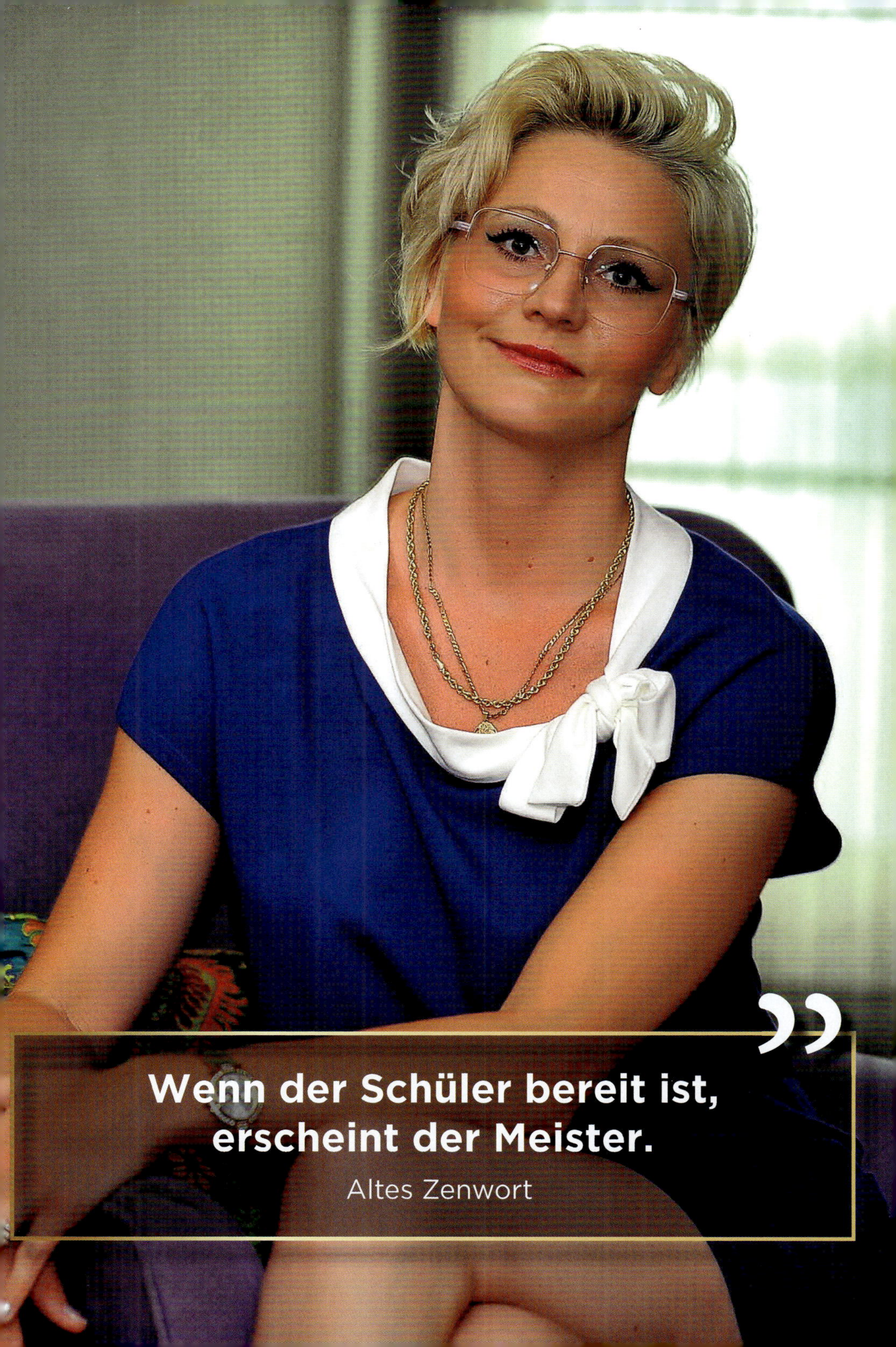

Wenn der Schüler bereit ist, erscheint der Meister.

Altes Zenwort

Folge mir auch auf den bekannten Social-Media-Kanälen.

YouTube:
Lisa Kellner

Facebook:
Lisa Kellner
Lisa Kellner Systemische Therapie & Coaching

Instagram:
@reizblase

Lisa Kellner

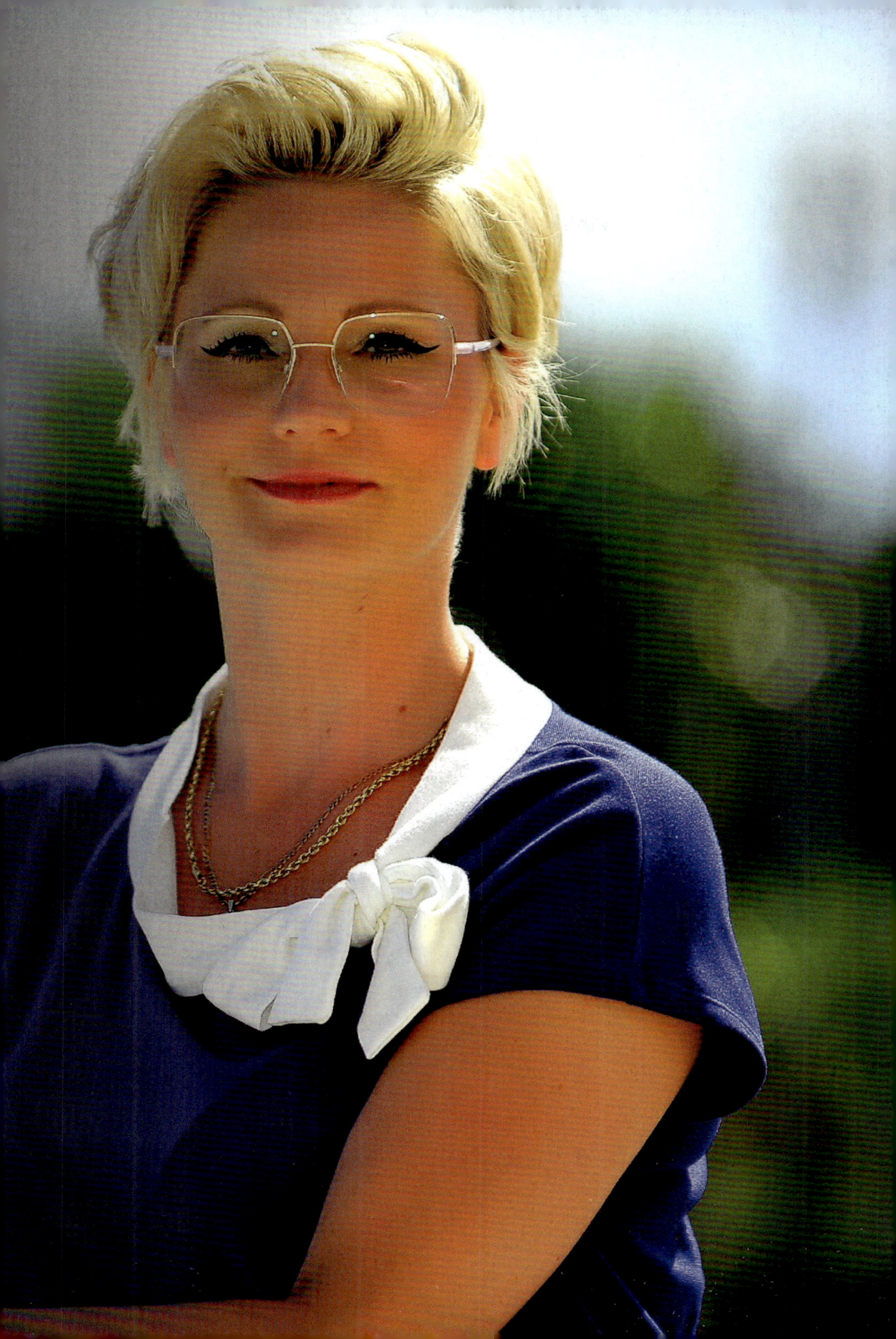

6. NACHWORT

Dieses Buch soll dir helfen, dich von deiner Reizblase zu befreien! Es soll dir Kraft und Mut geben! Auch dient es als Vermittler zwischen Ärzten und Patienten. Auf Seiten der Patienten kommt es zu Enttäuschung, Ärger, Wut und Verunsicherung. Sie fühlen sich nicht ernst genommen, was das Leiden weiterhin verstärkt. Die Ärzte fühlen sich ohnmächtig und ratlos. Der hohe Erwartungsdruck der Patienten führt zu allen möglichen therapeutischen Versuchen. Des Weiteren soll es helfen, ‚Ärztehopping' und unnötige medizinische Eingriffe zu vermeiden. Nicht nur, um den Leidensweg der Patienten zu verkürzen, sondern auch, um die Behandlungskosten zu senken.

Außerdem möchte ich mit diesem Buch an die westliche Medizin appellieren, die Körper und Seele zu stark voneinander trennt. (Bio-psycho-soziales Krankheitsmodell!) Schließlich kann und darf ich heute sagen, dass ich stolz auf mich bin. Darauf, dass ich mich nicht mit der Reizblase abgefunden habe, sondern – so wie du auch – gekämpft und weitergemacht habe. Und dass ich das Buch geschrieben habe, welches ich gern vor zehn Jahren gelesen hätte.

7. LITERATUR- UND QUELLEN-VERZEICHNIS

Bücher und Fachartikel

Diederichs P. (2001): Psychosomatische Aspekte in der Urogynäkologie, Springer-Verlag.

Doggweiler R., Bschleipfer T. (2021): Physische und psychische Komorbiditäten des Bladder Pain Syndrom, Aktuelle Urologie.

Hausteiner-Wiehle, C. et al. (2013): Neue Leitlinien zu funktionellen und somatoformen Störungen, Georg Thieme Verlag KG.

Höller, J. (2020): Sprenge deine Grenzen, One World Distribution Remscheid.

Huber D., Autenrieth M., Noll-Hussong M. (2010): Psychosomatische Aspekte der chronisch rezidivierenden Zystitis, Georg Thieme Verlag KG.

ICD-10-GM-2023: Im ICD-10-Katalog werden alle Krankheiten gelistet.

Sökeland J., Csef H., Rodewig K. (2000): Somatoforme (funktionelle) Störungen des Urogenitalsystems, Deutsches Ärzteblatt.

Internetseiten (April/Mai 2023):

https://medlexi.de/Urgeinkontinenz

https://www.onmeda.de/krankheiten/vulvodynie-id212837/

https://www.urologielehrbuch.de/interstitielle_zystitis.html

https://www.netdoktor.de/anatomie/hormone/

https://dpg-psa.de/Geschichte_4.html

https://www.tonyrobbins.com/coaching/life-coach-vs-therapist/

https://flexikon.doccheck.com/de/Mastzelle

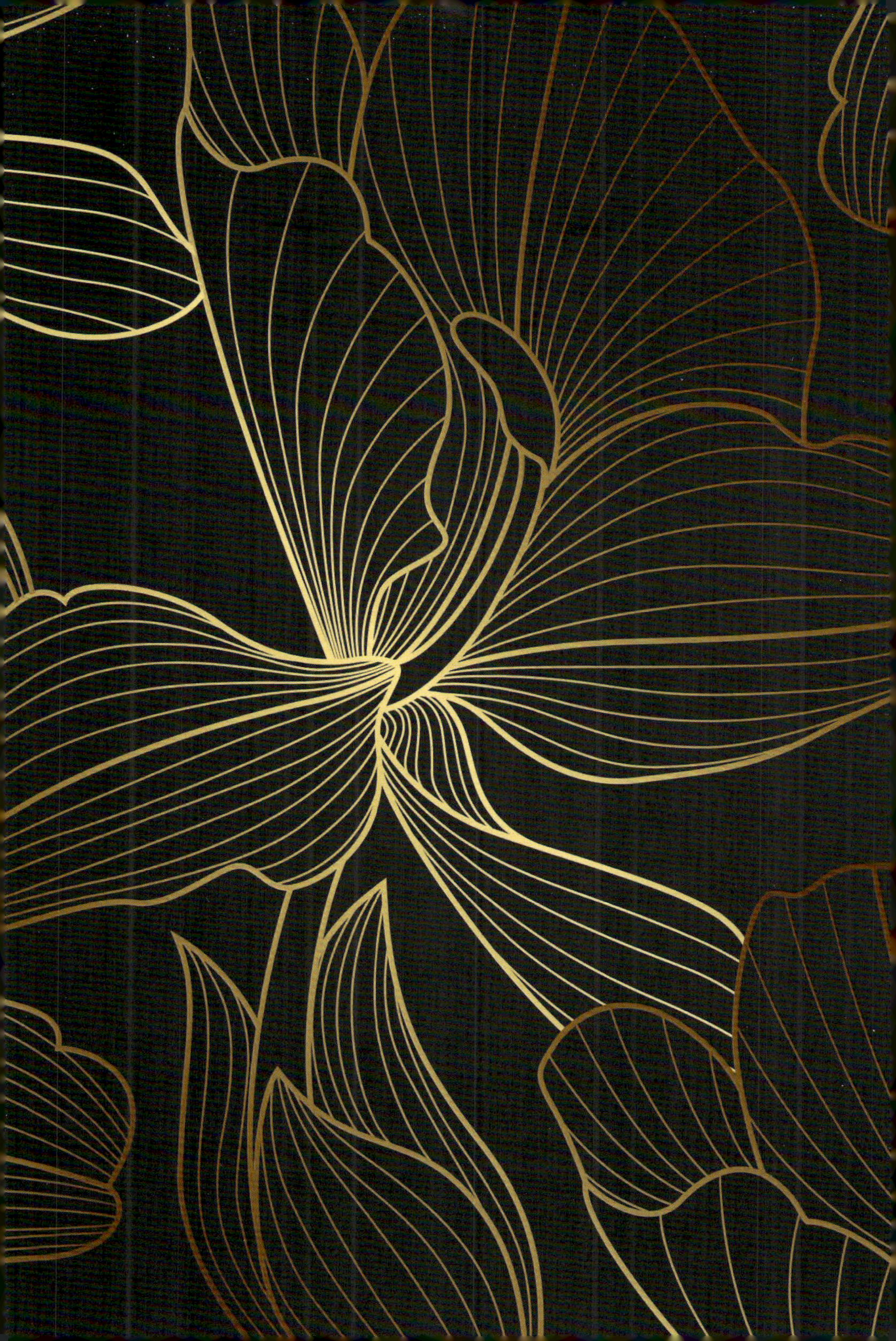

Platz für Notizen

Platz für Notizen

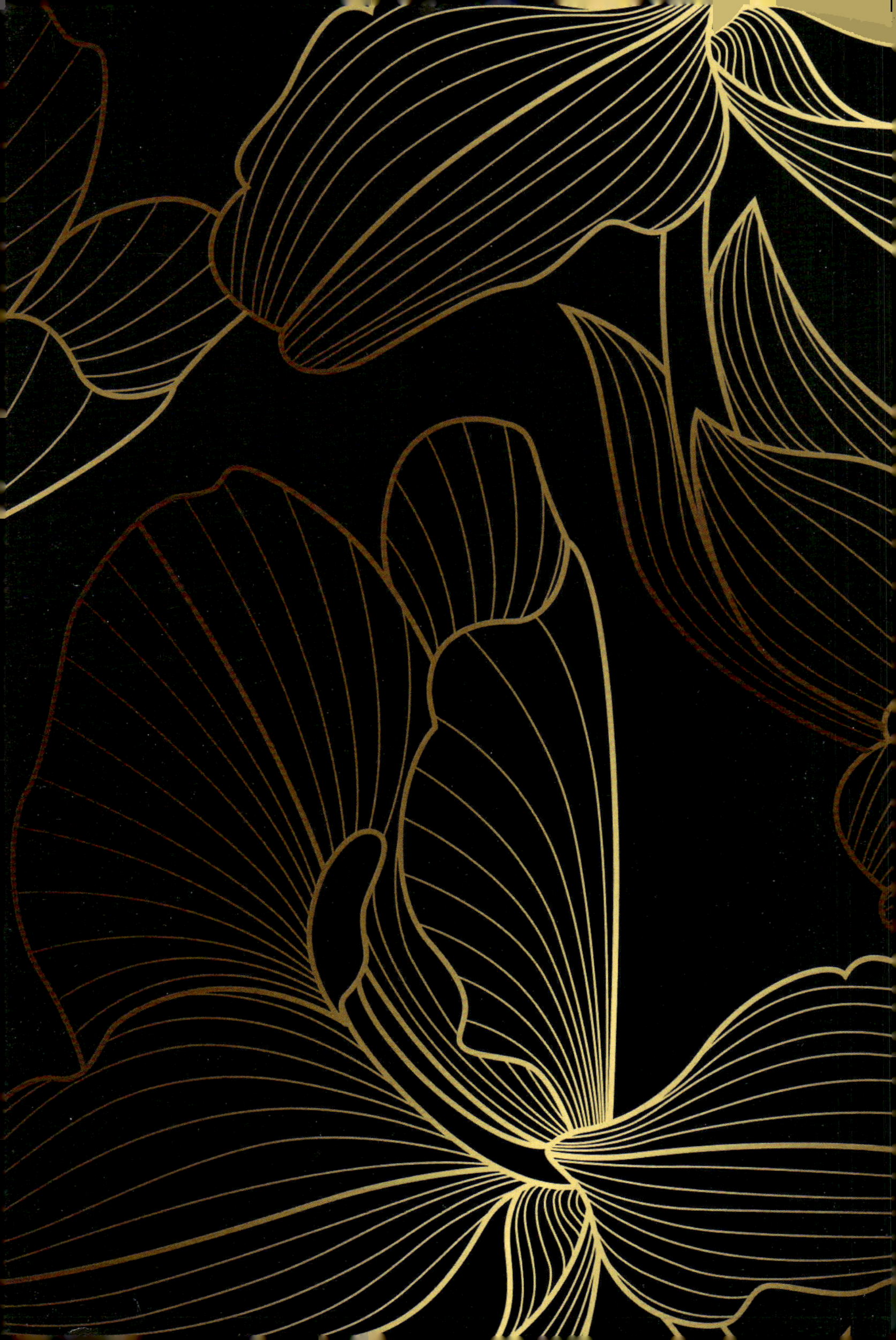